Max Berchtold und Eberhard Grunert

Tierärztliche Geburtshilfe und Gynäkologie in Frage und Antwort

3., neu bearbeitete Auflage

Ferdinand Enke Verlag Stuttgart 1995

Professor Dr. Max Berchtold
ehem. Direktor der Klinik für Geburtshilfe
und Gynäkologie der Haustiere
mit Ambulatorium, Tierärztliche Fakultät
der Universität Zürich, Tierspital
Winterthurer Str. 260
CH-8057 Zürich

Professor Dr. Dres. h.c. Eberhard Grunert
Direktor der Klinik für Geburtshilfe
und Gynäkologie des Rindes
Tierärztliche Hochschule Hannover
Bischofsholer Damm 15
D-30173 Hannover

Die Deutsche Bibliothek - CIP-Einheitsaufnahme

Berchtold, Max:
Tierärztliche Geburtshilfe und Gynäkologie in
Frage und Antwort / Max Berchtold u. Eberhard
Grunert - 3., neu bearb. Aufl. - Stuttgart :
Enke, 1995.
    ISBN 3-432-89323-X
NE: Grunert, Eberhard:

Satz: Schreibbüro Schelling, D-71691 Freiberg/Neckar
Schrift: 9/10 Times New Roman
Druck: Gruner Druck GmbH, D-91058 Erlangen

Vorwort zur dritten Auflage

Die ursprüngliche Zielsetzung dieser Sammlung von Fragen und Antworten zur Tierärztlichen Geburtshilfe und Gynäkologie wurde auch für die neue Auflage beibehalten. Studierende der Tiermedizin - aber auch praktizierende Tierärzte - sollten auf einfache und vielleicht sogar vergnügliche Art die Möglichkeit erhalten, ihr eigenes Wissen selbstkritisch zu überprüfen. Dabei ging es nicht darum, Auswahlfragen für Prüfungen im Staatsexamen vorzulegen. Die Prüfung der Entscheidungsfähigkeit eines Kandidaten hinsichtlich der zu treffenden diagnostischen und therapeutischen Maßnahmen bei Erkrankungen kann nur unter Berücksichtigung aller bei einer Untersuchung erhobenen Befunde am Patienten selbst erfolgen.

Im Vordergrund stand nach wie vor die klinische Relevanz der angesprochenen Probleme, auch wenn im Hinblick auf die Vorbereitung zu Prüfungen einige Fragen mit theoretischem Charakter beibehalten wurden.

Hauptanliegen für die dritte Auflage war die Aufnahme von neuen Fragen zu Problemkreisen, die im Verlauf der letzten zehn Jahre an Aktualität gewonnen haben. Dazu gehört insbesondere die Berücksichtigung neuer diagnostischer Verfahren (z. B. Ultraschall-Sonographie) und neuer therapeutischer Möglichkeiten. Gleichzeitig wurden die Literaturhinweise auf den neuesten Stand gebracht, damit der an Einzelheiten oder speziellen Fragen interessierte Leser problemlos Zugang zur modernen, einschlägigen Literatur findet.

Bei der Diskrepanz zwischen der Fülle des Lehrstoffes und dem vorgesehenen Umfang des Büchleins haftet der Auswahl der Fragen zweifellos etwas Zufälliges an. Auch ist die Gewichtung der einzelnen Probleme und Tierarten abhängig von regionalen Gegebenheiten. Die Autoren hoffen aber, eine „Mischung" gefunden zu haben, die die Interessen möglichst vieler Leser trifft.

Zürich und Hannover   **M. Berchtold** und **E. Grunert**

Vorwort zur ersten Auflage

Die vorliegende Zusammenstellung von Fragen und Antworten stellt in der Veterinärmedizin ein Novum dar. Es erscheint daher notwendig, einige erklärende Bemerkungen vorauszuschicken.

Es ist nicht die Absicht der Autoren, Auswahlfragen für schriftliche oder mündliche Prüfungen im Rahmen des tierärztlichen Staatsexamens vorzulegen. Jeder Kliniker weiß, daß die Prüfung der Entscheidungsfähigkeit eines Kandidaten bezüglich der zu treffenden diagnostischen und therapeutischen Maßnahmen bei Erkrankungen nur unter Berücksichtigung aller bei einer Untersuchung erhobenen Befunde am Patienten selbst erfolgen kann. Es ist schlechterdings unmöglich, ein klinisches Problem und mögliche Lösungen in einem einzigen Satz zu komprimieren.

Die Fragen aus dem Fachgebiet der tierärztlichen Geburtshilfe und Gynäkologie sowie der Euter- und Säuglingskrankheiten sollen in erster Linie den Studierenden und vielleicht auch dem praktizierenden Tierarzt dazu dienen, ihr eigenes Wissen selbstkritisch zu überprüfen, eventuell bestehende Lücken zu beseitigen und die Kenntnisse zu erweitern. Letzteres sollte nicht nur durch die aufgeführten Antworten, sondern vor allem durch ein weiterführendes Studium aufgrund der speziellen Literaturhinweise am Ende dieses Buches erfolgen.

Ebenso wichtig aber erscheint den Autoren, daß der Leser sowohl für die zutreffenden als auch für die falschen Antworten eine Begründung vorzulegen vermag. Dadurch verlagert sich die pädagogische Absicht von der Vermittlung von Fakten auf die Anregung zu kritischem Denken. Damit spielt es aber nur noch eine untergeordnete Rolle, wenn in einzelnen Fällen die Ansichten der Autoren von gewissen Lehrmeinungen oder individuellen Erfahrungen anderer Fachleute abweichen.

Die Autoren erheben nicht den Anspruch, das gesamte Fachgebiet erschöpfend erfaßt zu haben. Dies wäre bei der Diskrepanz zwischen der Fülle des Stoffes und dem geplanten Umfang des Buches auch nicht realisierbar. Im Vordergrund stehen praxisbezogene Fragen, die gedacht sind als Ergänzung, nicht als Ersatz für ein Lehrbuch.

Gewiß werden Kritiker manche wichtige Frage vermissen oder als richtig erachteten Antworten aufgrund ihrer persönlichen Erfahrungen skeptisch gegenüberstehen. Die Autoren würden sich freuen, wenn ein kritisches Echo zu einer Erweiterung oder Verbesserung dieser Sammlung beizutragen vermöchte.

Zürich und Hannover   **M. Berchtold** und **E. Grunert**

Inhalt

Isabel Sender

Fragen

A. Allgemeines

1. Endokrinologie

1 Was versteht man unter dem Begriff „Gonadotropine"?

2 Gonadotropine gehören zur folgenden chemischen Stoffgruppe:

    a) Steroide
    b) Oligopeptide
    c) Mukopolysaccharide
    d) Glykoproteide

3 Wo wird Oxytocin gebildet?

    a) Hypothalamus
    b) Hypophysenvorderlappen
    c) Hypophysenhinterlappen
    d) Nebennierenrinde
    e) Corpus luteum
    f) Plazenta

4 Welche übergeordneten Hormone werden im Hypophysenvorderlappen gebildet?

5 Für die Substitution von Luteinisierungshormon (LH) verwendet man in der Praxis

    a) Gestagene
    b) LH-Päparate aus Schafshypophysen
    c) Luteotropes Hormon
    d) Hormonextrakte aus dem Serum gravider Stuten
    e) Hormonextrakt aus dem Harn schwangerer Frauen

6 Eliminieren Sie die **falsche** Aussage bezüglich gonadotroper Hormone (GH)!

    a) GH sind leicht denaturierbar (Lagerung)
    b) GH können bei wiederholter Anwendung ihre biologische Wirksamkeit einbüßen, da sie durch Antigonadotropine neutralisiert werden
    c) Bei wiederholter Applikation von GH kann ausnahmsweise ein anaphylaktischer Schock auftreten
    d) Nach Anwendung von GH ist mit vermehrten Zwillingsgeburten zu rechnen
    e) GH, die aus Hypophysen extrahiert werden, sind nur bei homologen Tierarten wirksam

7 Was versteht man unter einem negativen Feedback?

8 Was versteht man in der Endokrinologie unter einem Reboundeffekt?

9 Welche extrahypophysären Gonadotropine stehen für die Therapie zur Verfügung?

10 Das Gonadotropin-Releasing-Hormon (GnRH) ist chemisch ein

   a) Steroid
   b) Glykoproteid
   c) Dekapeptid
   d) Polypeptid

11 Das Parathormon bewirkt eine

   a) Steigerung der renalen Phosphorausscheidung durch Hemmung der tubulären Rückresorption
   b) Mobilisierung von Kalzium aus dem Knochen
   c) Hemmung der renalen Phosphorausscheidung
   d) Aktivierung der Vitamin-D-Metabolisierung in den Nieren
   e) Gesteigerte Mineralisierung des Knochens

12 Eliminieren Sie die **falsche** Aussage über Prostaglandin $F_{2\alpha}$ ($PGF_{2\alpha}$)!

   a) $PGF_{2\alpha}$ ist ein Fettsäurenderivat
   b) $PGF_{2\alpha}$ ist am wirksamsten bei intrauteriner Applikation
   c) $PGF_{2\alpha}$ beeinflußt den Zyklus beim Rind nur zwischen dem 5. und 16. Tag post ovulationem
   d) $PGF_{2\alpha}$ ist beim Rind geeignet zum Abbruch einer unerwünschten Frühträchtigkeit
   e) Bezüglich der luteolytischen Wirkung von $PGF_{2\alpha}$ bestehen keine tierartlichen Unterschiede

13 Oxytocin gehört chemisch zu folgender Stoffgruppe:

   a) Steroide
   b) Glykoproteide
   c) Lipoproteide
   d) Oligopeptide

14 Was sind Gestagene?

  a) Gonadotrope Hormone
  b) Graviditätsspezifische Erkrankungen
  c) Stoffe mit progesteronähnlicher Wirkung
  d) Hypophysenhormone, die die Progesteronbildung stimulieren

15 1. Nach Applikation von Gestagenen in hohen Dosen kommt es zu einer
  gesteigerten Ausschüttung von gonadotropen Hormonen,

  weil

  2. Gestagene in hohen Dosen einen positiven Feedbackmechanismus
  auslösen

  a) 1 richtig, 2 falsch
  b) 1 falsch, 2 richtig
  c) 1 und 2 falsch
  d) 1 und 2 richtig, aber Verknüpfung falsch
  e) 1 und 2 und Verknüpfung richtig

16 Bei welchen der folgenden Spezies stammt das Plasmaprogesteron bis zum
  Ende der Gravidität zur Hauptsache aus dem Corpus luteum graviditatis?

  a) Rind   d) Schwein
  b) Pferd   e) Ziege
  c) Schaf   f) Hund

17 Welche Wirkungen haben Östrogene auf den nichtgraviden Uterus?

18 Welche Voraussetzung muß erfüllt sein, damit Prostaglandine bei Rind und
  Pferd den Sexualzyklus beeinflussen können?

19 Beim Rind kommt es im Verlauf der Gravidität zu einem kontinuierlichen
  Anstieg der Östrogene im Blut. Wo werden diese gebildet?

  a) Ovarielle Follikel
  b) Fetus
  c) Fetales Trophoblastgewebe (Pars cotyledonaria)
  d) Materne Nebennieren

2. Vermischte Begriffe, Definitionen

20 Unter Superfetation versteht man

a) Befruchtung von Eizellen bei bereits bestehender Gravidität
b) Abnorme Mehrlingsgravidität
c) Befruchtung von Eizellen durch Spermien verschiedener Vatertiere innerhalb einer Brunst
d) Implantationsverzögerung
e) Übertragung befruchteter Eizellen von einem Spender- auf ein Empfängertier

21 Was versteht man unter dem Begriff „Kapazitation"?

22 Die Befruchtungsfähigkeit der ovulierten Eizelle erlischt bei Haussäugetieren nach etwa

a) bis 6 Stunden
b) 6-24 Stunden
c) 2-3 Tagen
d) 4-6 Tagen

23 Welche Faktoren werden für die pathologisch verlängerte Gravidität (Übertragen) verantwortlich gemacht?

24 Was versteht man unter dem Begriff „anovulatorische Brunst"?

25 Definieren Sie die Begriffe Azyklie (a) und Anaphrodisie (b)!

26 Was versteht man unter einem Abortus completus?

27 Unter Episiotomie versteht man einen

a) Medianen oder dorsolateralen Einschnitt in den Damm zur Verhütung eines Dammrisses sub partu
b) Harnröhrenschnitt
c) Harnblasenschnitt
d) Uterusschnitt bei der Schnittentbindung
e) Zervixschnitt bei unvollständiger Zervixöffnung sub partu

28 Was versteht man in der geburtshilflichen Diagnose unter dem Begriff „Lage" (Situs)?

29 Warum ist in der Veterinärmedizin die Bezeichnung „Steißlage" für die beiderseitige Hüftbeugehaltung falsch?

30 Die weiblichen Geschlechtsorgane differenzieren sich aus den

a) Gartnerschen Gängen
b) Müllerschen Gängen
c) Wolffschen Gängen

31 Der peritoneale Überzug der weiblichen Geschlechtsorgane reicht bis zum

a) Inneren Muttermund
b) Äußeren Muttermund
c) Kranialen Drittel der Vagina
d) Vestibulum

32 Definieren Sie den Begriff „Verzögerungszeit"!

33 Was versteht man in der geburtshilflichen Diagnose unter dem Begriff „Stellung" (Positio)?

34 Unter Parametritis versteht man

a) Entzündliche Veränderungen im Bereich des Ligamentum latum uteri
b) Entzündliche Veränderungen im Bereich der subserösen Schichten und des viszeralen Peritoneums des Uterus
c) Nichteitrige Entzündung des Uterus
d) Entzündung des perivaginalen Bindegewebes

35 Bei den Haussäugetieren beträgt der Durchmesser einer Eizelle

a) 12- 50 μ c) 120-185 μ
b) 60-100 μ d) 1-2 mm

36 Was versteht man in der geburtshilflichen Diagnostik unter dem Begriff „Haltung" (Habitus)?

37 Die Eileiterpassage einer befruchteten Eizelle dauert bei den Haustieren

a)   6-12 Stunden
b) > 12-24 Stunden
c) > 24-48 Stunden
d)   2-8 Tage

38 Die Nabelvene (V. umbilicalis) enthält

a) Venöses Blut
b) Arterielles Blut

c) Gemischtes Blut
d) Sauerstoffarmes Blut
e) Keine der vorstehenden Antworten ist richtig

39 Welche Konsequenz hat die Hysterektomie beim nichtträchtigen Rind, Pferd oder Schwein in der Corpus-luteum-Phase?

a) Regression des Corpus luteum innerhalb von 3 bis 4 Tagen
b) Persistenz des Corpus luteum, unter Umständen bis zur Dauer einer normalen Gravidität
c) Degeneration der Ovarien
d) Keine Beeinflussung der ovariellen Funktionen

40 Was versteht man unter dem Begriff „Supravaginale Ausbuchtung"?

B. Rind

1. Fortpflanzung

Physiologie, Steuerung der Fortpflanzung

41 Welche zwei der folgenden Faktoren haben den größten Einfluß auf den Zeitpunkt des Eintretens der Geschlechtsreife?

a) Alter
b) Gewicht
c) Jahreszeit
d) Lichteinwirkung (Weidegang)
e) Rasse

42 Das Erreichen der Zuchtreife erfolgt bei Milchrindern im Vergleich zu Fleischrindern

a) Früher
b) Etwa zur gleichen Zeit
c) Später

43 Wie lange dauert das **durchschnittliche** Brunstintervall beim Rind?

44 Ordnen Sie die aufgeführten Zeiträume den entsprechenden Zyklusphasen zu!

I   Pro- oder Präöstrus   a) 12-24 Stunden
II Östrus   b) 14 Tage
III Met- oder Postöstrus   c) 2-3 Tage
IV Di- oder Interöstrus   d) 3 Tage

45 Welche zwei der folgenden Merkmale sind beweisend für das Vorliegen einer Hochbrunst?

a) Aufspringen auf andere Tiere
b) Dulden des Aufspringens
c) Kontaktsuche
d) Unruhe
e) Feuchter Scheidenvorhof
f) Milchrückgang
g) Abgehen von klarem Schleim

46 Das wichtigste Plasmaöstrogen beim nichttragenden Rind ist

a) Östron
b) 17 α-Östradiol
c) 17 β-Östradiol
d) Östriol
e) Diäthylstilböstrol

47 Beim Rind erfolgt die Ovulation in der Regel

a) Zum Brunstbeginn
b) In Brunstmitte
c) 2-6 Stunden vor Brunstende
d) 2 Stunden vor bis 2 Stunden nach Brunstende
e) 6-12 Stunden nach Brunstende

48 Der Zervikalschleim brünstiger Rinder unterscheidet sich chemisch-physikalisch von den Zervikalsekreten während der übrigen Phasen des Sexualzyklus. Welche der folgenden Kriterien haben sich in der Praxis zur Erkennung stillbrünstiger Tiere als geeignet erwiesen?

a) pH-Wert
b) Viskosität
c) Elektrische Leitfähigkeit
d) Spezifisches Gewicht
e) Farnkristallisationsphänomen
f) Keine der vorstehenden Antworten ist zutreffend

49 Die im Rahmen des Embryotransfers als Voraussetzung für eine Superovulation des Spenders notwendige Stimulierung der Tertiärfollikel erfolgt beim Rind durch Anwendung von

a) GnRH
b) eCG
c) FSH
d) LH oder hCG
e) Östrogenen

50 Das Vorhandensein eines großen Tertiärfollikels neben einem Corpus luteum in Blüte (auf dem gleichen oder dem gegenüberliegenden Ovar) ist ein Zeichen für

a) Endokrine Insuffizienz des Corpus luteum (Progesteronmangel)
b) Beginnende zystöse Degeneration des Follikels
c) Übermäßige Sekretion von FSH

d) Mangel an LH
e) Einen physiologischen Zyklus

51 Beim Rind bestehen optimale Konzeptionsaussichten bei Bedeckung oder Besamung

a) Zu Beginn der Brunst
b) Im mittleren Drittel der Brunst
c) Im letzten Drittel der Brunst
d) Zum Zeitpunkt der Ovulation

52 Wieviele Tage nach der Ovulation ist beim Rind der periodische Gelbkörper bei der rektalen Palpation der Ovarien frühestens feststellbar?

a) 3 Tage
b) 5 Tage
c) 7 Tage

53 Welche der folgenden Hormone haben beim Rind eine luteotrope Wirkung?

a) LH
b) hCG
c) LTH
d) Progesteron

54 Wodurch unterscheidet sich morphologisch ein Corpus luteum in Anbildung von einem Corpus luteum in Rückbildung?

a) Größe
b) Konsistenz
c) Farbe

55 Welche der folgenden Substanzen haben beim Rind eine luteolytische Wirkung?

a) eCG
b) Kortikosteroide
c) Östrogene
d) Relaxin
e) Prostaglandine

56 Die erste postpartale Ovulation bei Milchkühen mit ungestörtem Puerperium tritt **durchschnittlich** auf nach

a) 14-17 Tagen
b) 3-4 Wochen
c) 5-6 Wochen
d) 7-8 Wochen

57 Was versteht man unter „biphasischer" Follikelbildung beim Rind?

58 Ordnen Sie den folgenden physikalischen Kriterien des Zervikalschleims die entsprechenden Veränderungen während der Brunst zu!

I   pH-Wert   a) Unverändert
II Viskosität   b) Erhöht
III Elektrische Leitfähigkeit   c) Erniedrigt
IV Spezifisches Gewicht

59 Mit wieviel Monaten gelten europäische Rinder im Durchschnitt als zuchtreif?

60 In welchen Phasen des Sexualzyklus besteht Deckbereitschaft?

a) Proöstrus
b) Östrus
c) Metöstrus
d) Während des ganzen Zyklus, aber mit unterschiedlicher Intensität

61 Wieviele vorwärtsbewegliche Spermien (TG-Sperma) müssen mindestens inseminiert werden, damit die durchschnittlichen Konzeptionsergebnisse nicht beeinträchtigt werden?

a)   1 000
b)   10 000
c) 100 000
d)   1 Mio.
e)   > 6 Mio.

62 Welche Befunde lassen sich bei der vaginoskopischen Untersuchung eines brünstigen Rindes erheben?

63 Die Vaginaluntersuchung bei einer Färse ergibt das Vorliegen von blutigem Schleim. Es handelt sich um

a) Proöstrus
b) Östrus
c) Metöstrus
d) Diöstrus
e) Analogie zur Menstruation bei der Frau

64 Nennen Sie die Befunde, die bei der rektalen Palpation der Geschlechtsorgane brünstiger Rinder zu erheben sind!

65 In welchem Zeitraum innerhalb des Zyklus besteht die morphologische und endokrinologische Blütephase des Corpus luteum beim Rind?

Sterilität, allgemeine Begriffe

66 Ordnen Sie die folgenden Ursachen für die vorzeitige Ausmerzung von Kühen nach ihrer Bedeutung!

a) Unbefriedigende Milchleistungen und Euterentzündungen
b) Infektionskrankheiten
c) Gliedmaßenerkrankungen, vor allem chronische Klauenleiden
d) Fruchtbarkeitsstörungen

67 Bezeichnen Sie die beiden häufigsten Sterilitätsursachen beim Rind!

a) Zystöse Degeneration der Follikel
b) Chronische Endometritis
c) Corpus luteum pseudograviditatis (persistens)
d) Afunktion der Ovarien
e) Eileiterdysfunktionen (Entzündungen, Obstruktionen, Motilitätsstörungen)

68 Was versteht man unter dem Begriff „Biologische Rastzeit"?

69 Was versteht man unter dem 60-90 Tage Nonreturn-Ergebnis?

70 Was versteht man unter dem Begriff „Trächtigkeitsindex"?

a) Die durchschnittliche Anzahl Besamungen bei den gravid gewordenen Tieren
b) Anteil (%) der insgesamt gravid gewordenen Tiere
c) Anteil (%) der nach Erstbesamung gravid gewordenen Tiere
d) Quotient aus der Gesamtzahl der Besamungen bei allen Tieren einer Herde und der Zahl der gravid gewordenen Tiere

71 Nennen Sie Ursachen für eine sogenannte symptomlose Sterilität!

72 Was versteht man unter dem Begriff „Kongenitale Gynatresie"?

73 Welches ist der Hauptnachteil, wenn eine Kuh vor dem 60. Tag post partum belegt oder besamt wird?

a) Reduktion der Jahresmilchleistung
b) Geringere Laktationsspitze
c) Herabgesetzte Fruchtbarkeit
d) Erhöhtes Risiko für Aborte

74 Was versteht man unter dem Begriff „Erstbesamungsindex"?

75 Wie groß ist der durchschnittliche Unterschied zwischen dem 60-90 Tage Nonreturn-Ergebnis und den effektiven Trächtigkeiten?

a) Weniger als 2 %
b) 2-4 %
c) 5-10 %
d) Mehr als 10 %

76 Welche durchschnittliche Zwischenkalbezeit sollte angestrebt werden?

a) 335 Tage
b) 350 Tage
c) 365 Tage
d) 380 Tage
e) 395 Tage

77 Unter dem Begriff „Güstzeit" versteht man den Zeitraum

a) Zwischen Abkalbung und Erstbesamung
b) Zwischen Abkalbung und Konzeption
c) Des Trockenstehens vor dem Abkalben
d) Zwischen Erstbesamung und Konzeption

78 Unter den verschiedenen Ursachen, die zur Ausmerzung von deckfähigen Kühen und Rindern führen, beträgt der Anteil der Fruchtbarkeitsstörungen etwa

a) 5-10 %
b) 15-25 %
c) 30-40 %
d) Mehr als 40 %

79 Welche Ursachen sind für die Unterschiede zwischen den 60-90 Tage Nonreturn-Ergebnissen und dem Prozentsatz der effektiven Trächtigkeiten verantwortlich?

Ovarielle Dysfunktionen, Zyklusstörungen

80 Was verstehen Sie unter dem Begriff „Hypoplasie" der Ovarien?

81 Die zwei häufigsten Ursachen bei der Anamnese „Brunstlosigkeit" sind

  a) Ovardystrophie
  b) Corpus luteum pseudograviditatis (persistens)
  c) Unzureichende Feststellung der Brunstsymptome
  d) Zystöse Degeneration der Follikel
  e) Oophoritis
  f) Stille Brunst

82 Die Diagnose „Corpus luteum pseudograviditatis (persistens)" ist nur unter welchen Voraussetzungen berechtigt?

83 Für das Herausfinden stillbrünstiger Kühe werden verschiedene Möglichkeiten vorgeschlagen. Welche der nachfolgend aufgeführten Verfahren haben sich unter Praxisverhältnissen bewährt?

  a) Anbringen von Brunstdetektoren
  b) Verwendung von Suchbullen oder virilisierten Suchkühen
  c) Führen eines Brunstkalenders
  d) Brunstvorhersage aufgrund rektaler und vaginaler Befunde
  e) „Tail painting"

84 Das Corpus luteum pseudograviditatis (persistens) kann folgende Ursachen haben:

  a) Embryonaler Fruchttod
  b) Hysterektomie
  c) Pyometra
  d) Hochgradige Veränderungen des Endometriums

85 Nennen Sie Indikationen für den Einsatz des Milchprogesterontests!

86 Welches ist das Mittel der Wahl zur Behandlung einer anöstrischen Kuh, bei der durch wiederholte Ovarkontrolle ein persistierendes Corpus luteum (C. l. pseudograviditatis) festgestellt wurde?

  a) Enukleation des Corpus luteum
  b) Intrauterine Verabreichung eines Prostaglandinpräparats
  c) Subkutane Verabreichung eines Prostaglandin-$F_{2\alpha}$ -Präparats
  d) Subkutane Verabreichung von GnRH
  e) Intramuskuläre Verabreichung von 3 mg 17β-Östradiol

87 Welche Ursachen können einer Azyklie zugrunde liegen?

88 Die **wirksamste** Maßnahme zur Zyklusinduktion bei Kühen mit Ovardystrophie besteht in

a) Massage der Eierstöcke vom Rektum her
b) Spülung der Scheide mit 45° C warmer 0,9%iger Natriumchloridlösung
c) Einmaliger Verabreichung von eCG
d) Einmaliger Verabreichung von GnRH oder GnRH-Analogen
e) Intravaginaler Verabreichung von PRID® (12tägiges Belassen)

89 Zu welcher Jahreszeit werden beim Rind verzögerter Follikelsprung und Follikelatresie besonders häufig beobachtet?

90 Wie häufig ist eine Follikelatresie Ursache für das Umrindern?

a) In 2-3 % der Fälle
b) In 8-12 % der Fälle
c) In 15-20 % der Fälle

91 Wie groß ist der Anteil der Kühe mit zystöser Degeneration der Follikel, die äußerlich, mit Ausnahme der Anöstrie, keine Symptome aufweisen?

a) Weniger als 10 %
b) 20-30 %
c) 40-80 %
d) Mehr als 90 %

92 Welche Maßnahme ist bei Ovarhypoplasie einer Färse angezeigt?

93 Welche Befunde sind bei Vorliegen einer Oophoritis vom Rektum her zu erheben?

94 Der günstigste Besamungszeitpunkt nach einer Prostaglandinapplikation in der Lutealphase (6.-16. Zyklustag) liegt im allgemeinen zwischen

a) 36-48 Stunden post injectionem
b) 72-96 Stunden post injectionem
c) 5-6 Tagen post injectionem

95 Was verstehen Sie unter dem Begriff „Dystrophie der Ovarien"?

96 Nennen Sie die Ursachen für das gehäufte Auftreten von Ovardystrophien bei Primiparae!

97 Welche drei der nachfolgend aufgeführten Faktoren haben die größte Bedeutung bei der Entstehung der großzystischen Follikeldegeneration?

a) Gebärmutterentzündungen
b) Fütterungsfehler
c) Erbanlagen
d) Hormonbehandlungen
e) Eierstocksentzündungen
f) Jahreszeit

98 Bei welcher der folgenden Zystenformen handelt es sich nicht um eine Ovulationsstörung?

a) Follikel-Theka-Zyste
b) Follikel-Lutein-Zyste
c) Kleinzystische Degeneration der Ovarien
d) Zystisches Corpus luteum

99 Die **wirksamste** Maßnahme zur Behandlung der Anaphrodisie beim Rind besteht in

a) Intensiver und gezielter Brunstbeobachtung
b) Systemischer Applikation von 10 mg CAP pro Tag zwischen dem 15. und 35. Tag post partum
c) Verabreichung von 1000 I.E. eCG bei allen Kühen, die bis zum 40. Tag post partum noch keine Brunst gezeigt haben
d) Erhöhung der Kraftfutterration (Flushing)
e) Verabreichung hoher Dosen von Vitamin A, D und E

100 Die kleinzystische Ovardegeneration beim Rind

a) Ist sehr selten
b) Wird relativ häufig beobachtet
c) Ist die häufigste Zystenform

101 Zwischen dem Auftreten der Follikel-Theka-Zysten und der Höhe der Milchleistung besteht

a) Eine positive Korrelation
b) Eine negative Korrelation
c) Keine gesicherte Beziehung

102 Welche Risiken sind mit dem manuellen Abdrücken einer Ovarialzyste verbunden?

103 Die Dosierung von hCG zur Behandlung der Follikel-Theka-Zysten ist abhängig von der Applikationsart.
Ordnen Sie die aufgeführten Dosierungen den entsprechenden Applikationsarten zu!

I 1000 I.E.	a) S.c. oder i.m.
II 3000-5000 I.E.	b) Intrazystös
III 10000 I.E.	c) Intravenös
	d) Intraabdominal

104 Sie behandeln eine Kuh mit zystöser Degeneration der Follikel mit GnRH. Die Brunst ist zu erwarten nach

a) 2 - 3 Tagen
b) 5 - 8 Tagen
c) 10-14 Tagen
d) 16-23 Tagen

105 Bei einer 12 Jahre alten Kuh wird 5 Wochen nach der Besamung an einem Ovar eine Zyste mit einem Durchmesser von etwa 5 cm festgestellt. Der Uterus erscheint symmetrisch. Kann aufgrund des Zystenbefundes eine Trächtigkeit mit ausreichender Sicherheit ausgeschlossen werden?

106 Der therapeutische Effekt einer hCG-Injektion zur Zystenbehandlung besteht in der Regel in der

a) Ovulation des zystös entarteten Follikels
b) Luteinisierung des zystös entarteten Follikels
c) Blockierung des Hypothalamus (negativer Feedback)
d) Ovulation eines normalen Follikels mit nachfolgender Corpus-luteum-Bildung und Zyklusnormalisierung

107 Durch welche der folgenden Hormone kann in einer Rinderherde eine Brunstsynchronisation erreicht werden?

a) Östrogene
b) Gestagene
c) Oxytocin
d) Prostaglandin
e) Gn-Releasing-Hormon

108 Das manuelle Abdrücken der Ovarialzysten beim Rind zum Zeitpunkt der Hormongabe

a) Verbessert das Ergebnis einer hormonellen Behandlung

b) Ist ohne Einfluß auf das Ergebnis einer hormonellen Behandlung
c) Ist einer hormonellen Behandlung gleichwertig
d) Erleichtert die Beurteilung des Erfolgs einer hormonellen Behandlung

109 10 Minuten nach intravenöser Verabreichung von hCG treten bei einer Kuh bedrohliche Anzeichen einer anaphylaktischen oder anaphylaktoiden Reaktion auf (Schock).
Welches ist Ihre Sofortmaßnahme?

a) Notschlachtung
b) Antihistaminika i.v.
c) Adrenalin 1:1000, 3-8 ml, s.c.
d) Dexamethason, 50 mg, i.m.
e) Kalziumboroglukonat, 250 ml, 25%ig, i.v.

110 Unter welchen Voraussetzungen ist die Prognose zur Wiederherstellung eines Zyklus nach Behandlung ovarieller Zysten **ungünstig** zu stellen?

111 Bei einem zystischen Corpus luteum ist der Zyklus in der Regel

a) Verlängert
b) Verkürzt
c) Unregelmäßig
d) Nicht verändert

112 Die Konzeptionsaussichten bei Besamungen in der ersten Brunst nach 12tägiger Anwendung einer progesteronabgebenden Scheidenspirale (PRID®) sind

a) Deutlich reduziert
b) Nur geringgradig reduziert
c) Unvermindert
d) Im Vergleich zu unbehandelten Kontrolltieren besser

113 Bei normal zyklischen Rindern kommt es nach Applikation von Prostaglandin-$F_{2\alpha}$-Präparaten in der Lutealphase mit großer Sicherheit zur Luteolyse und 3 bis 4 Tage post injectionem zum Auftreten einer normalen Brunst. Bei der Behandlung von Problemtieren dagegen sind unterschiedliche Reaktionen nicht selten. Welche zwei Reaktionsformen werden relativ häufig gesehen?

a) Ausbleiben der Luteolyse
b) Verlängertes Intervall zwischen Behandlung und Brunsteintritt
c) Stille Brunst
d) Azyklie
e) Follikelzysten

114 Das sicherste Verfahren zur Brunstterminierung beim Nachweis eines deutlich ausgebildeten Corpus luteum besteht in der

a) Injektion von ecG, 1000-2000 I.E.
b) Injektion von Prostaglandin $F_{2\alpha}$ oder einem $PGF_{2\alpha}$-Analog
c) Auslösung eines Reboundeffekts durch Injektion von 100 mg CAP
d) Injektion einer Androgen-Östrogen-Kombination
e) Uterusbehandlung mit einer irritierenden Lösung

115 Welche der folgenden Methoden ist zur Behandlung der Follikel-Theka-Zysten **nicht** geeignet?

a) hCG, intraabdominal
b) Kombination von hCG und Progesteron, intravenös
c) Gn-Releasing-Hormon
d) Chlormadinon, während 16-20 Tagen
e) Prostaglandine
f) PRID®, während 12-16 Tagen

116 Mit welchem der aufgeführten Hormone ist es möglich, das Erstbesamungsergebnis der durch $PGF_{2\alpha}$ oder $PGF_{2\alpha}$-Analoge brunstsynchronisierten Kühe zu verbessern?

a) GnRH   d) Östrogene
b) hCG   e) eCG
c) Gestagene   f) keine der Antworten ist richtig

117 Welche äußeren Symptome sind bisweilen, einzeln oder kombiniert, bei Kühen mit zystöser Degeneration der Follikel zu beobachten?

118 Bei der rektalen Untersuchung einer 2jährigen brunstlosen Färse, bei der noch keine Behandlung vorgenommen wurde, wird der rechte Eierstock als faustgroßes, derbes Gebilde mit glatter oder knotiger Oberfläche ohne Schmerzreaktion palpiert.
Welche Verdachtsdiagnose würden Sie stellen?

a) Ovarialzyste mit derber Wand
b) Oophoritis
c) Granulosazelltumor

119 Eine Subfunktion des Gelbkörpers als Sterilitätsursache ist beim Rind

a) Selten
b) Häufig
c) Endokrinologisch noch nicht nachgewiesen

120   Die **seltenste** Ovulationsstörung beim Rind ist die

a) Ausbleibende Ovulation mit Regression des Follikels
b) Ausbleibende Ovulation mit großzystischer Degeneration des Follikels
c) Kleinzystische Degeneration der Ovarien
d) Ovulation mit unvollständiger Luteinisierung
e) Verzögerte Ovulation

121   Welche Faktoren werden für die verzögerte Ovulation als Hauptursachen angesehen?

122   Warum kommt es bei Vorhandensein von Follikel-Lutein-Zysten nur ausnahmsweise zu einer Azyklie?

123   Welche der folgenden Hormone sind zur Behandlung der verzögerten Ovulation geeignet?

a) FSH
b) eCG
c) hCG
d) LH
e) Östradiol
f) Gn-Releasing-Hormon

124   Welcher Ovarialtumor produziert Hormone, die nymphomane Erscheinungen bedingen können?

125   Ist die Anwendung von Östrogenen zur Therapie von Fortpflanzungs- störungen beim Rind in der Bundesrepublik Deutschland erlaubt?

126   Welche hCG-Dosierung ist erforderlich, um bei einem verzögerten Follikelsprung die Ovulation auszulösen?

a)   100- 500 I.E.
b) 1000-2000 I.E.
c) 3000-5000 I. E.

127   Die hormonelle Behandlung der verzögerten Ovulation kann wirkungsvoll unterstützt werden durch

a) Mineralstoffe und Spurenelemente
b) β-Karotin

c) Wiederholte Besamung im Abstand von 24 Stunden
d) Abdrücken der Eiblase unmittelbar nach der Besamung
e) Umstellung von Samenübertragung auf Bedeckung

Erkrankungen von Eileiter und Uterus, Deckseuchen

128 Krankhafte Veränderungen im Bereich der Eileiterampulle und der Bursa ovarica entstehen meist als Folge einer

a) Endometritis und Salpingitis (aszendierend)
b) Peritonitis (deszendierend)
c) Rektalen Untersuchung oder Ovarbehandlung
d) Perimetritis
e) Angeborenen Mißbildung

129 Welche der folgenden Faktoren spielen pathogenetisch bei der chronischen Endometritis des Rindes die größte Rolle?

a) Dysfunktion der Ovarien
b) Hygienisch nicht einwandfrei durchgeführte Besamung
c) Verzögertes Puerperium
d) Venerische Infektionen
e) Embryonale Mortalität

130 Die embryonale Mortalität beim Rind kann unter anderem auch durch eine intrauterine Infektion bedingt sein. Welcher Erreger ist bei Tieren mit unregelmäßig verlängertem Zyklus (Zyklusdauer etwa 28 bis 36 Tage) vor allem in Betracht zu ziehen?

a) BVD/MD-Virus
b) IPV-Virus
c) Actinomyces (früher Corynebacterium) pyogenes
d) Campylobacter fetus subsp. venerealis
e) Tritrichomonas fetus

131 Welche Deckinfektionen verlaufen im allgemeinen seuchenhaft?

132 Welche der folgenden Eileiterveränderungen können unter Umständen durch rektale Palpation erkannt werden?

a) Hydrosalpinx
b) Pyosalpinx
c) Endosalpingitis
d) Multiple Zysten in der Eileiterschleimhaut
e) Obturationen der Eileiter

133 Deckseuchen können bei der Besamung nicht übertragen werden, wenn das Sperma folgendermaßen konserviert wird:

a) Bei Kühlschranktemperatur, mit Antibiotikazusatz
b) Lagerung bei $-196°$ C (flüssiger Stickstoff)
c) Die heutigen Konservierungsverfahren schließen eine Übertragung von Deckseuchen nicht mit Sicherheit aus

134 Hinweise für das Absterben eines Embryos ergeben sich aufgrund von

a) Verlängerten Brunstintervallen (27-35 Tage)
b) Rektalen Palpationsbefunden
c) Progesteronbestimmungen zwischen dem 27. und 35. Tag nach der Belegung
d) Eitrigem Scheidenausfluß nach der Belegung
e) Futteranalysen

135 Welche der folgenden Kriterien erlauben eine Objektivierung der chronischen Endometritis?

a) Bakteriologischer Befund
b) Zytologischer Befund (Abstrich)
c) Vaginoskopischer Befund
d) Rektaler Befund
e) Histologischer Befund (Biopsie)

136 Wie lang ist die Inkubationszeit beim Bläschenausschlag (IPV) nach dem Deckakt mit einem infizierten Bullen?

137 Welches der folgenden Verfahren ist zur Zeit am besten zum Nachweis von Eileiterveränderungen beim Rind geeignet?

a) Rektale Palpation
b) Intraabdominale Applikation von Stärke und anschließender Nachweis am Ostium uteri externum
c) Pertubation mit CO_2
d) Probelaparotomie
e) PSP-Test (Phenolsulfonphthalein-Test)

138 Welche der folgenden Aussagen bezüglich Vitamin E beim Rind ist zutreffend?

a) Vitamin-E-Mangel ist ein bekannter Sterilitätsfaktor
b) Verabreichung von Vitmanin E ist als Substitution mit direkter Wirkung auf das Ovar zu interpretieren
c) Injiziertes Vitamin E hat höchstens einen indirekten Einfluß als Antioxydans

139 Welches ist die typische Verlaufsform der Tritrichomonas-fetus-Infektion bei der Kuh?

a) Frühabort
b) Verlängerte Brunstintervalle
c) Sogenannte Reibeisenvagina
d) Pyometra
e) Alle vorstehend aufgeführten Verlaufsformen sind möglich

140 Welche Erreger können beim Rind zur Fruchtmumifikation führen?

a) Tritrichomonas fetus
b) BVD-Virus
c) IBR-Virus
d) Listerien
e) Chlamydien

141 Welche Therapie ist bei rindernden Kühen mit einer chronischen Endometritis am erfolgreichsten?

142 Die Diagnose der Trichomoniasis in einer Herde erfolgt am sichersten durch

a) Mikroskopischen Nachweis der Erreger in der Präputialspülflüssigkeit des Bullen
b) Kulturellen Nachweis der Erreger im Sperma
c) Kulturellen Nachweis der Erreger im Scheidensekret
d) Nachweis spezifischer Antikörper im Scheidensekret
e) Nachweis spezifischer Antikörper im Serum

143 Anläßlich der Erstbesamung einer weißen Shorthorn-Färse werden dilatierte Uterushörner mit fluktuierendem Inhalt festgestellt. Welches ist Ihre Verdachtsdiagnose?

144 Seit der Tilgung der Trichomoniasis wird beim Rind eine Pyometra vor allem beobachtet

a) Im Anschluß an die Besamung
b) Im Anschluß an ein gestörtes Puerperium
c) Als Folge einer Fruchtmazeration

145 Welche Ursachen werden für die embryonale Mortalität verantwortlich gemacht?

146 Nach intrauteriner Infusion einer irritierenden Lösung wird der Zyklus verkürzt, wenn die Behandlung während folgender Zyklusphase stattfindet:

a) 3.- 5. Tag
b) 12-14. Tag
c) 16.-18. Tag
d) Brunst
e) Keine der vorstehenden Antworten ist zutreffend

147 Welche der folgenden Antigene, die unter experimentellen Bedingungen beim weiblichen Tier die Bildung von Antikörpern und dadurch eine Beeinträchtigung der Fruchtbarkeit bewirken, spielen auch in der Praxis eine gewisse Rolle?

a) Spermien
b) Proteine des Seminalplasmas
c) Komponenten der Spermaverdünner
d) Zellen von degenerierten Embryonen

148 1. Infusionen von antibiotischen Lösungen in den Uterus können bis zu 48 Stunden nach dem Deckakt oder einer Besamung durchgeführt werden,

weil

2. die Antibiotika nicht zu einer Reizung des Endometriums führen

a) 1 richtig, 2 falsch
b) 1 falsch, 2 richtig
c) 1 und 2 falsch
d) 1 und 2 richtig, aber Verknüpfung falsch
e) 1 und 2 und Verknüpfung richtig

149 Eliminieren Sie die **falsche** Aussage bezüglich einer Campylobacter-fetus-Infektion!

a) Kühe, die infiziert sind, können konzipieren, normal austragen und auch nach dem Abkalben noch den Erreger ausscheiden
b) Bei Bullen verläuft die Infektion mit Campylobacter fetus subsp. venerealis ohne klinische Symptome
c) Bei Kühen kann die Campylobacter-fetus-Infektion auch spontan ausheilen

d) Die wirtschaftlichen Verluste bei der genitalen Campylobakteriose sind vor allem durch Aborte bedingt

e) Die Campylobacter-fetus-Infektion kann auf einer Besamungsstation auch von Bulle zu Bulle übertragen werden

150 1. Endometritiden werden am besten während der Brunst behandelt,

weil

2. dann der Zyklus nicht beeinträchtigt wird

a) 1 richtig, 2 falsch

b) 1 falsch, 2 richtig

c) 1 und 2 falsch

d) 1 und 2 richtig, aber Verknüpfung falsch

e) 1 und 2 und Verknüpfung richtig

151 Welche Therapie ist bei azyklischen Kühen mit einer chronischen Endometritis indiziert?

152 Nach intrauteriner Infusion von Lugolscher Lösung wird der Zyklus verlängert, wenn die Behandlung während folgender Zyklusphase stattfindet:

a) Brunst

b) 3.- 5. Tag

c) 10.-13. Tag

d) 15.-16. Tag

e) Keine der vorstehenden Antworten ist richtig

153 Welches ist die häufigste Verlaufsform einer Infektion mit Campylobacter fetus subsp. venerealis?

a) Abort

b) Absterben des Embryos, verlängertes Brunstintervall

c) Chronische katarrhalische Endometritis

d) Chronische eitrige Endometritis

e) Pyometra

154 Wie lange ist damit zu rechnen, daß nach antibiotischen Uterusbehandlungen in üblichen Dosierungen Hemmstoffe in der Milch nachweisbar sind?

a) Überhaupt nicht

b) Nur bei Verwendung von Penicillin

c) Grundsätzlich 12-24 Stunden
d) 3-4 Tage

155 Wie groß schätzen Sie den Anteil der Embryonen, die bei geschlechts-gesunden Kühen vor dem 30. Tag der Entwicklung absterben?

a) 0,5- 1 %
b) 2 - 4 %
c) 8 -10 %
d) 15 % und mehr

156 Welche Zellen im endometrischen Stroma sind an der Selbstreinigung des Endometriums beteiligt?

157 Welche Wirkung beabsichtigt man mit der intrauterinen Infusion von Lugolscher Lösung zur Behandlung einer chronischen Endometritis?

158 Intrauterine Infusionen von Tetrazyklinpräparaten

a) Sind nur angezeigt bei positivem bakteriologischen Befund
b) Führen nicht zu Zyklusveränderungen
c) Bewirken im ersten Drittel des Zyklus appliziert eine Verkürzung, im letzten Drittel eine Verlängerung des Brunstintervalls
d) Führen zu den analogen histopathologischen Veränderungen am Endometrium wie Lugolsche Lösung

159 Welche Symptome sprechen für ein Hämatom im Bereich des breiten Mutterbandes?

160 Die glandulärzystische Hyperplasie des Endometriums beim Rind

a) Tritt meist kombiniert mit ovariellen Störungen (Zysten) auf
b) Ist eine angeborene Entwicklungsanomalie
c) Kann als Folge von Östrogeninjektionen auftreten
d) Kommt nicht vor

161 Der Nachweis der Campylobacter-fetus-Infektion in einem Bestand mit natürlichem Deckbetrieb erfolgt am sichersten durch

a) Kulturelle Untersuchung des Spermas
b) Serologische Untersuchung des Vaginalsekrets
c) Den Nachweis spezifischer Antikörper im Serum
d) Paarung von Färsen mit dem verdächtigen Bullen
e) Erregernachweis durch Immunfluoreszenz

162 Welche der folgenden Maßnahmen ist zur Unterstützung der Behandlung einer chronischen Endometritis als **ungeeignet** zu beurteilen?

a) Unspezifische Eiweißtherapie
b) Substitution mit Vitamin A und β-Karotin
c) Warme Scheidenduschen
d) Behandlung von ovariellen Störungen
e) Chirurgische Korrektur von Vulva und Perineum

163 Die bakteriologische Untersuchung des Uterussekrets einer Kuh mit einer eitrigen Endometritis ergibt A. pyogenes in Reinkultur. Die Prognose bezüglich weiterer Fruchtbarkeit ist

a) Günstig, weil der Erreger Penicillin-empfindlich ist
b) Zweifelhaft
c) Ungünstig, da das Endometrium im allgemeinen sehr geschädigt ist

164 Die Trächtigkeitsraten nach IPV-Infektion sind

a) Grundsätzlich stark reduziert
b) Nur stark herabgesetzt nach Samenübertragung mit infiziertem Sperma
c) Nur stark herabgesetzt nach Bedeckung mit einem infizierten Bullen
d) Nach Bedeckung mit einem infizierten Bullen praktisch normal
e) Keine der vorstehenden Antworten ist zutreffend

165 1. Bei Kühen mit eitrigem Scheidenausfluß ist grundsätzlich eine Uterusbehandlung indiziert,

weil

2. auch bei einer eitrigen Vaginitis mit einer aszendierenden Entzündung gerechnet werden muß

a) 1 richtig, 2 falsch
b) 1 falsch, 2 richtig
c) 1 und 2 falsch
d) 1 und 2 richtig, aber Verknüpfung falsch
e) 1 und 2 und Verknüpfung richtig

166 In welcher Konzentration wird Lotagen® in der Regel zu Uterusinfusionen verwendet?

167 Erklären Sie die pathophysiologischen Grundlagen der Zyklusverlängerung nach Lugolinfusion in die Gebärmutter in der 2. Zyklushälfte!

168   Wodurch wird eine Mukometra bedingt?

Erkrankungen von Zervix, Vagina und Vulva

169   Welche Maßnahmen sollten bei Färsen mit einem doppelten Muttermund ergriffen werden?

a) Eliminieren der Tiere aus der Zucht
b) Kontrolle der Durchgängigkeit beider Zervikalkanäle
c) Besamung sollte im durchgängigen Kanal stattfinden
d) Es sind nur intrauterine Besamungen durchzuführen

170   Welche Grade des Scheidenvorfalls beim Rind werden unterschieden?

171   Geschwulstartige Bildungen in der Scheide einer Kuh sind in der Regel

a) Symptome einer Leukose
b) Andere bösartige Neubildungen
c) Venerischen Ursprungs
d) Folgen einer Geburtsverletzung
e) Metastasen von Ovarialtumoren

172   Welche der folgenden Maßnahmen sind bei einer Kuh mit Pneumovagina angezeigt?

a) Verwertung
b) Scheidenspülungen mit desinfizierenden Lösungen
c) Uterusbehandlung
d) Caslick-Operation
e) Scheidenplastik nach Götze

173   Eine Kuh, die mit einer schriftlichen Zusicherung für „gesund und recht" als Zuchttier verkauft wurde, zeigt im Stall des Käufers einen habituellen Scheidenvorfall. Liegt ein Vertrags- oder Gewährschaftsmangel vor?

a) Ja
b) Nur wenn es sich um einen vollständigen Vorfall handelt
c) Nein

174   Bei einer älteren Kuh wird ein rotes, etwa knapp hühnereigroßes, weiches, fluktuierendes Gebilde, das von der linken Vestibulumwand ausgeht und im Liegen aus der Schamspalte hervorragt, beobachtet. Es handelt sich mit großer Wahrscheinlichkeit um

a) Inversio vaginae

b) Unvollständigen Scheidenvorfall
c) Neubildung in der Scheide
d) Harnblasenvorfall (partiell)
e) Retentionszyste der Bartholinschen Drüsen

175 Welche operativen Maßnahmen werden zur Behandlung des Scheidenvorfalls am häufigsten angewandt?

176 Ordnen Sie den folgenden Tierarten diejenigen Verletzungen zu, die beim Deckakt am ehesten entstehen können!

I   Rind   a) Scheidenperforation
II Schwein   b) Blasenperforation
III Pferd   c) Knochenbrüche

177 Welche Faktoren begünstigen die Entstehung eines Prolapsus vaginae?

178 Wodurch wird die sogenannte Reibeisenvagina bedingt?

179 Welche der folgenden Maßnahmen ist zur Behandlung einer akuten Vaginitis vorzuziehen?

a) Scheidenspülungen mit desinfizierenden Lösungen
b) Auftragen von Salben mit antiphlogistischen und antibiotischen Komponenten
c) Einlegen von Stäben oder Tabletten mit desinfizierenden Substanzen

180 Welche Behandlung ist bei Urovagina des Rindes erfolgversprechend?

181 Was versteht man unter einer Bühnernaht?

182 Die zwei häufigsten Geschwülste in der Scheide sind

a) Organisierte Fettgeschwülste
b) Myome
c) Fibrome
d) Fibrosarkome
e) Adenokarzinome

183 Eitriger oder eitrig-schleimiger Scheidenausfluß bei einer Kuh, 3-4 Monate nach dem Deckakt oder nach Besamung

a) Ist ein Zeichen für eine bestehende Endometritis
b) Ist zu diesem Zeitpunkt charakteristisch für eine bestehende Gravidität
c) Ist ein Hinweis für Fruchttod mit Mazeration

d) Ist ein Hinweis für das Vorliegen einer Vaginitis
e) Gestattet keine Rückschlüsse bezüglich der Genese

184 Auf welche Kriterien ist bei der gynäkologischen Untersuchung der Vulva besonders zu achten?

185 Welche Veränderungen sind beim Scheidenvorfall des Rindes differentialdiagnostisch in Erwägung zu ziehen?

186 Ein blutig-schleimiger Scheidenausfluß bei einer Kuh, 2-3 Tage nach dem Decken, ist ein Zeichen für

a) Deckverletzung
b) Stattgehabte Befruchtung
c) Ausgebliebene Befruchtung
d) Hämorrhagische Endometritis
e) Keine der vorstehenden Antworten ist richtig

187 Mit welchen Komplikationen ist unter Umständen nach Einsetzen eines Bühnerbandes zur Behandlung des Scheidenvorfalls zu rechnen?

2. Trächtigkeit

Fruchtentwicklung, Trächtigkeitsdiagnose

188 In welchem Zeitraum der Frühträchtigkeit findet die Kontaktnahme des Chorions mit den Karunkeln statt (Ausbildung der Kotyledonen)?

a) 8-10 Tage nach der Konzeption
b) 12-18 Tage nach der Konzeption
c) 21-28 Tage nach der Konzeption
d) 30-35 Tage nach der Konzeption

189 Nennen Sie die sich am Uterusbefund orientierenden Trächtigkeitsstadien beim Rind unter gleichzeitiger Angabe des entsprechenden Alters der Frucht!

190 Ab welchem Zeitpunkt kann beim tragenden Rind das Schwirren der A. uterina ausgelöst werden?

a) 6. Trächtigkeitswoche
b) 10. Trächtigkeitswoche
c) 4. Monat
d) 6. Monat

191 Welche Formel erlaubt die approximative Bestimmung des Alters eines Rinderfetus aufgrund der Nackensteißlänge (NSL)?

192 Welches der folgenden Kriterien läßt eine Trächtigkeit mit Sicherheit ausschließen?

a) Brunst
b) Eitriger Scheidenausfluß
c) Blutiger Scheidenausfluß
d) Ovarielle Zysten
e) Keine der vorstehenden Antworten ist zutreffend

193 Brunsterscheinungen während einer normalen Trächtigkeit kommen

a) In mehr als 2 % der Fälle vor
b) In weniger als 2 % der Fälle vor
c) Beim Rind nicht vor

194 Sie können bei einer Kuh trotz wiederholter Untersuchung im Abstand von 3 Wochen keine eindeutige Trächtigkeitsdiagnose stellen, da der Uterus nicht ertastbar ist. Welche Hilfsmaßnahmen sind in Erwägung zu ziehen?

195 Die durchschnittliche Trächtigkeitsdauer einer Kuh der **Niederungs-rassen** beträgt

a) 275 Tage
b) 280 Tage
c) 285 Tage
d) 289 Tage

196 Wie groß ist der durchschnittliche Anteil der Zwillingsgeburten beim europäischen Rind?

a) Weniger als 1 %
b) 1 %
c) 2-3 %
d) 6 % und mehr, je nach Rasse

197 Ab wann kann bei tragenden Kühen die Trächtigkeitsdiagnose mit Hilfe des Eihautgriffs gestellt werden?

a) 2. Woche
b) 3.-5. Woche
c) 6.-7. Woche
d) Ab 8. Woche

198   Wie erklärt man die zunehmend schleimige Konsistenz der Amnionflüssigkeit ab dem 6. Monat der Trächtigkeit?

199   Bei einer Trächtigkeitsdauer von 5 Monaten ist der Uterus häufig nicht
tastbar. Welches Kriterium erlaubt dennoch eine positive Trächtigkeitsdiagnose?

200   Eliminieren Sie die **falsche** Aussage bezüglich Trächtigkeitsdauer!

   a) Höhenrassen haben im Vergleich zu Niederungsrassen eine um etwa 8
      Tage längere Tragezeit
   b) Bullenkälber werden im Durchschnitt einen Tag kürzer als Kuhkälber
      getragen
   c) Bei Färsen ist die durchschnittliche Trächtigkeitsdauer um etwa einen
      Tag kürzer als bei Kühen
   d) Reife Zwillinge werden im Durchschnitt 1-2 Tage vor Ende der
      durchschnittlichen Tragezeit geboren

201   Ab welchem Zeitpunkt der Trächtigkeit sind beim tragenden Rind
Plazentome tastbar?

   a) 6. Woche
   b) 10. Woche
   c) 4. Monat
   d) 6. Monat

202   Wird eine gravide Kuh, die Brunsterscheinungen aufweist, wegen Nicht-
erkennens der Trächtigkeit besamt, so werden welche drei Verlaufsformen
am häufigsten beobachtet?

   a) Superfetatio
   b) Abort
   c) Normale Weiterentwicklung der bestehenden Gravidität
   d) Fruchtresorption und Umrindern
   e) Mumifikation der vorliegenden Frucht

203   Ist der Nachweis des Schwirrens der A. uterina beweisend für das
Vorliegen einer **lebenden** Frucht?

204   Ab welchem Tag post conceptionem ist der Trächtigkeitsnachweis mittels
Sonographie sicher möglich?

205 Wie hoch ist im Durchschnitt der Anteil der Kühe, bei denen der Progesteronnachweis am 20. Tag nach dem Decken oder Besamen auf Trächtigkeit schließen läßt, die sich aber in der Folge als nicht tragend erweisen?

a) Etwa 5 %
b) Etwa 10 %
c) Etwa 20 %
d) Mehr als 25 %

Störungen während der Trächtigkeit

206 Welcher der folgenden Faktoren spielt bei der Pathogenese der Mumifikation **keine** Rolle?

a) Infektion mit IBR-Virus
b) Abschnürung durch den Nabelstrang
c) Infektion mit Trichomonas fetus
d) Hypovitaminosen
e) Plazentarinsuffizienz

207 Welche Aborterreger beim Rind sind anzeigepflichtig?

208 Welche Formen der Eihautwassersucht unterscheidet man und wie sind ihre relativen Häufigkeiten?

209 Welche Verlaufsformen werden beobachtet, wenn in der 4.-6. Woche der Gravidität ein Fruchttod mit Mumifikation eintritt?

210 Was versteht man unter dem Begriff „Fruchtmazeration"?

211 Welches der folgenden Kriterien gehört nicht zum Syndrom der Eihautwassersucht?

a) Fetale Mißbildung
b) Zwillingsgravidität
c) Übertragen
d) Plazentitis
e) Anasarka der Frucht

212 Welche der folgenden Verlaufsformen kommt bei der Mumifikation nicht vor?

a) Spontanabort
b) Pyometra

c) Übertragen

d) Ausstoßung der Frucht zum ungefähren Geburtstermin

213 Die pathologische Mehrlingsträchtigkeit unterscheidet sich von der Hydrallantois durch folgendes klinisch feststellbares Kriterium:

a) Fruchtteile palpierbar

b) Kleinere Karunkeln

c) Auskultierbarkeit fetaler Herztöne

d) Keine Störung des Allgemeinbefindens

214 Eine im letzten Drittel der Gravidität beim Rind durchgeführte Verabreichung von $PGF_{2\alpha}$ oder $PGF_{2\alpha}$-Analogen führt in der Regel innerhalb von 24 Stunden zum Abfall der Progesteronwerte im Serum auf etwa 1 ng/ml. Ein Abort tritt jedoch oft erst nach Wochen ein, oder es kommt zur termingerechten Abkalbung. Welcher zusätzliche körpereigene Mechanismus ist außer dem Progesteronabfall notwendig, um ein Ausstoßen der Frucht zu bewirken?

215 Welche der folgenden Pharmaka sollten in den letzten beiden Monaten der Trächtigkeit beim Rind nicht mehr angewandt werden, da sie unter Umständen Fehlgeburten auslösen können?

a) Phenylbutazon

b) Glukokortikoide

c) Parasympathikomimetika

d) Xylazin (z. B. Rompun®)

e) Anthelmintika

216 Welche labordiagnostische Maßnahme können Sie bei Verdacht auf das Vorliegen einer „Steinfrucht" einleiten, wenn durch die klinische Untersuchung keine eindeutige Diagnose gestellt werden kann?

217 Welche Komplikationen sind bei einem Tier mit einer mazerierten Frucht möglich?

218 Welche beiden Substrate sind am besten geeignet zum Nachweis spezifischer Aborterreger?

a) Blut

b) Kotyledonen

c) Labmagen des Fetus

d) Fruchtwasser

e) Leber des Fetus

f) Lochialsekret

219 Eine Kuh, bei der eine Trächtigkeitsuntersuchung drei Monate nach der Besamung ein positives Resultat ergeben hatte, läßt sich schlecht trockenstellen und weist wenig Bauchumfang auf. Der Besitzer äußert Bedenken hinsichtlich einer Gravidität. Welches ist die wahrscheinlichste Verdachtsdiagnose?

a) Fehlerhafte Trächtigkeitsuntersuchung
b) Resorption der Frucht
c) Mumifikation der Frucht
d) Mazeration der Frucht

220 Beim sogenannten Bauchbruch („Hernia abdominalis") des graviden Rindes handelt es sich in der Regel um

a) Ruptur oder Abriß des M. rectus abdominis
b) Leistenbruch
c) Nabelbruch
d) Keine der vorstehenden Antworten ist zutreffend

221 Der Anteil der Aborte, bei denen in der Routinediagnostik kein Erreger nachgewiesen werden kann, beträgt zur Zeit

a) 10-15 %
b) 20-30 %
c) 35-45 %
d) 50-75 %
e) Mehr als 75 %

222 Nach einem in der Nähe einer Rinderherde durchgeführten Manöver verkalbt eine hochtragende Kuh. Welches ist der **kürzeste** Zeitabstand, um einen Zusammenhang zwischen vermuteter Noxe (z. B. Manövergeschehen) und Abort anzuerkennen?

a) 12 Stunden
b) 24 Stunden
c) 36 Stunden
d) 48 Stunden

223 Wie lange kann beim Rind eine mumifizierte Frucht im Uterus verbleiben?

224 Das Fäulnisemphysem der Frucht wird beim Rind in der Regel verursacht durch

a) Apathogene anaerobe Sporenbildner

b) Aerobe Sporenbildner
c) Pilze
d) Pararauschbranderreger

225 Zwischen der Einwirkung einer **akuten**, nichtinfektiösen Noxe (z. B. Trauma, Erschrecken, Vakzination) und einem Abort oder Fruchttod bis zum 5. Monat ist ein Kausalzusammenhang nur dann wahrscheinlich, wenn infektiöse Ursachen ausgeschlossen werden können und das Intervall zwischen den beiden Ereignissen nicht länger ist als

a) 2 Tage
b) 5 Tage
c) 8 Tage
d) 14 Tage

226 Was versteht man unter dem Begriff „Molen"?

227 Welche Maßnahme ist zur Entfernung einer mumifizierten Frucht beim Rind indiziert?

a) Schnittentbindung
b) Enukleation des Corpus luteum
c) Östrogenapplikation, eventuell wiederholt im Abstand von 3 Tagen
d) Injektion von Glukokortikoiden
e) Injektion von $PGF_{2\alpha}$

228 Welche der folgenden Maßnahmen ist beim Auftreten einer sogenannten Hernia abdominalis bei einem graviden Rind angezeigt?

a) Sofortige Notschlachtung
b) Konservative bis zum Partus hinhaltende Behandlung, solange das Allgemeinbefinden ungestört ist
c) Geburtseinleitung mit $PGF_{2\alpha}$-Präparaten
d) Schnittentbindung
e) Chirurgische Versorgung der Hernie

229 Welche der aufgeführten Maßnahmen sind beim Vorliegen einer Torsio uteri während der Trächtigkeit indiziert?

a) Rückdrehung des Uterus durch Aufziehen des Muttertiers an den Hintergliedmaßen
b) Brettwälzmethode
c) Rektale Aufdrehung
d) Laparotomie und intraabdominales Aufdrehen
e) Schnittentbindung

230 Der Zeitpunkt des Absterbens einer mumifizierten Frucht kann abgeschätzt werden aufgrund folgender Kriterien:

a) Gewicht der Mumie
b) Nackensteißlänge
c) Behaarung
d) Länge der Extremitätenknochen

231 Welche der folgenden Erreger können beim Rind zu einem seuchenhaften Verkalben führen?

a) Campylobacter fetus subsp. venerealis
b) Trichomonas fetus
c) Brucella abortus
d) Mycobacterium tuberculosis
e) IPV-Virus

232 Wie beurteilen Sie nach dem spontanen Abort einer mumifizierten Frucht die Prognose bezüglich weiterer Fruchtbarkeit?

a) Günstig
b) Vorsichtig bis zweifelhaft
c) Ungünstig

233 Aborte als Folge einer IBR/IPV-Infektion treten in der Regel nur auf

a) Bei der respiratorischen Form der Erkrankung
b) Bei der genitalen Form der Erkrankung
c) Nach Bedeckung mit einem infizierten Bullen
d) Nach intrauteriner Besamung mit infiziertem Sperma
e) Keine der vorstehenden Antworten ist zutreffend

234 Eine Kuh im 8. Monat der Trächtigkeit mit Verdacht auf Mehrlingsträchtigkeit zeigt Inappetenz, Pansenparese, frequente Atmung, Tendenz zum Festliegen. Welcher Maßnahme würden Sie unter Berücksichtigung wirtschaftlicher Gesichtspunkte den Vorzug geben?

a) Symptomatische Behandlung
b) Schnittentbindung
c) Geburtseinleitung
d) Notschlachtung

235 Welches ist die Methode der Wahl zum Abbruch einer unerwünschten Trächtigkeit von drei Monaten?

a) Enukleation des Corpus luteum
b) Sprengen der Amnionblase durch rektale Kompression des Uterus
c) Eihautstich durch die Zervix
d) Injektion von Östrogenen
e) Injektion von Prostaglandin $F_{2\alpha}$
f) Injektion von Glukokortikoiden

236 In einem Rinderbestand kommt es nach Verabreichung von verdorbener Silage mit einem pH-Wert über 5 zu vereinzelten Aborten bei 4 bis 7 Monate tragenden Kühen.
Ihre Wahrscheinlichkeitsdiagnose bezüglich des Erregers?

a) Leptospiren
b) Haemophilus somnus
c) Rickettsien
d) Listerien
e) Pilze

237 Welche der folgenden Begleitumstände rechtfertigen den Verdacht auf Leptospiren als Aborturssache in einem Bestand?

a) Häufung der Aborte im Herbst
b) Nekrotische Veränderungen an den Kotyledonen
c) Serokonversion
d) Gleichzeitig erhöhte Kälbersterblichkeit
e) Kontaktmöglichkeiten zwischen Kühen und Schweinen

238 Im letzten Drittel der Trächtigkeit zeigt eine Kuh folgende Symptome: Kolikerscheinungen, Aufkrümmen des Rückens, Abhalten des Schwanzes, gespannte Bauchdecken, Inappetenz, leichte Tympanie, Hin- und Hertrippeln, Schlagen mit den Beinen gegen den Bauch.
Welche Verdachtsdiagnose kann gestellt werden?

a) Beginnender Abort
b) Torsio uteri
c) Eihautwassersucht
d) Extrauteringravidität
e) Akute Pyelonephritis

239 Bei Verdacht auf das Vorliegen eines Leptospirenaborts erfolgt die Abklärung am sichersten durch

a) Kulturellen Nachweis der Erreger in den Kotyledonen
b) Kulturellen Nachweis der Erreger im Labmagen des Fetus
c) Kulturellen Nachweis der Erreger im Harn des Muttertiers
d) Wiederholte Bestimmung der Antikörpertiter beim Muttertier

240 Bei Notschlachtung von hochträchtigen Kühen und Schafen versucht man, die Früchte nach Betäubung des Muttertiers durch Laparotomie in der Linea alba zu gewinnen. Durch welche Maßnahme kann die Überlebenschance einer Frucht erhöht werden?

241 Welche der folgenden Maßnahmen würden Sie bei einer Färse vorschlagen, die im Alter von 10 Monaten fehlgedeckt wurde und zum Zeitpunkt der Untersuchung 5 Monate trächtig ist?

a) Subkutane Verabreichung eines $PGF_{2\alpha}$-Präparats
b) Intramuskuläre Verabreichung von 50 mg Östradiolbenzoat
c) Enukleation des Corpus luteum graviditatis
d) Infusion von 200 ml Lugolscher Lösung in den Uterus
e) Keine Behandlung, da erfahrungsgemäß nur mit einem geringen Geburtsrisiko zu rechnen ist

242 Pilzaborte treten gehäuft auf im

a) Frühjahr
b) Sommer
c) Herbst
d) Winter
e) Es besteht keine jahreszeitliche Häufung

243 Eine im 5. Graviditätsmonat abortierte Frucht zeigt folgende Befunde: petechiale Blutungen (Mundhöhle, Perikard, Labmagen etc.); gestaute Leber mit fleckigem Aussehen, höckriger Oberfläche sowie multiplen, stecknadelkopfgroßen Nekrosen; Aszites sowie Hydrothorax; Ödem in der Subkutis.
Welcher Erreger ist ätiologisch vor allem in Betracht zu ziehen?

244 Sie werden zu einem Abortus incipiens bei einer Kuh im 7. Monat der Gravidität zugezogen. Die Zervix ist nur mangelhaft geöffnet. Wie beurteilen Sie die Prognose bezüglich einer Abkalbung per vias naturales?

a) Gut
b) Zweifelhaft
c) Ungünstig

245 Bei einer Kuh, die 4 Monate trächtig ist, wird ein dunkelbrauner, zähschleimiger Scheidenausfluß beobachtet. Welches ist Ihre Verdachtsdiagnose?

246 Bei Aborten ist der Anteil der Fälle mit Retentio secundinarum mit zunehmender Dauer der Trächtigkeit

a) Abnehmend
b) Unverändert
c) Zunehmend

247 Bei einer Kuh mit Eihautwassersucht und gestörtem Allgemeinbefinden soll auf Wunsch des Besitzers vorzeitig die Abkalbung eingeleitet werden. Welcher Methode ist der Vorzug zu geben?

a) Schnittentbindung
b) Eihautstich durch die Flanke
c) Östrogenapplikation
d) Glukokortikoidapplikation
e) Prostaglandinapplikation

248 Welche nichtoperativen Maßnahmen sind bei einer Kuh mit einem Prolapsus vaginae ante partum angezeigt?

249 Welche Veränderungen an der Nachgeburt findet man häufig bei mykotischen Aborten?

250 In der Phase der Virämie kann das BVD-/MD-Virus diaplazentar auf den Fetus übertreten. Der Einfluß des Erregers auf die Frucht ist abhängig vom Trächtigkeitsstadium zum Zeitpunkt der Virämie. Welche Verlaufsformen sind zu unterscheiden?

251 Welche Maßnahmen sind nach einem Pilzabort beim Rind erforderlich, damit die erneute Fruchtbarkeit nicht beeinträchtigt wird?

a) Intrauterine Verabreichung von Antimykotika
b) Parenterale Applikation von Antimykotika
c) Intrauterine Lugolinfusion
d) Verabreichung von $PGF_{2\alpha}$ oder $PGF_{2\alpha}$-Analogen
e) keine besonderen Behandlungen

3. Geburt, Geburtshilfe

Allgemeine Begriffe und Definitionen

252 Wie groß ist die durchschnittliche Menge der Fruchtwässer (Allantois- und Amnionblaseninhalt) beim Rind sub partu?

a) 3- 4 Liter

b) 5- 8 Liter
c) 10-20 Liter
d) 21-30 Liter

253 Welcher Unterschied besteht zwischen den Begriffen „Frühgeburt" und „Fehlgeburt" (Abort)?

254 Welche Symptome lassen beim Rind die Abkalbung meist innerhalb von etwa 2 Tagen erwarten?

255 Zur Einleitung der Geburt bei einem Rind mit verlängerter Trächtigkeit eignen sich

a) Eihautstich durch die Flanke
b) Eihautstich durch die Zervix
c) Glukokortikoide
d) Prostaglandin-$F_{2\alpha}$-Präparate
e) Östrogene

256 Wodurch ist die Öffnungsphase beim Rind gekennzeichnet?

257 Welche Fruchtblase tritt beim Rind normalerweise zuerst in den Geburtsweg ein

a) Wasserblase (Allantois)
b) Schleimblase (Amnion)

258 Sub partu wiegt die normale Plazenta (pars fetalis) des Rindes

a) 1-2 kg
b) 4-7 kg
c) 10 kg und mehr

259 Bei der Geburtseinleitung mittels Glukokortikoiden erfolgt die Abkalbung bei Rindern, die länger als 270 Tage gravid sind, in der Mehrzahl der Fälle innerhalb von

a) 24 Stunden
b) 48 Stunden
c) 72 Stunden
d) 96 Stunden

260 Welches sind die physiologische Lage, Stellung und Haltung des Fetus sub partu beim Rind?

261 Wie groß ist die Häufigkeit der Hinterendlagen beim Rind?

    a) Weniger als 2 %
    b) 3- 5 %
    c) 10-20 %
    d) 30-50 %

262 Das entscheidende Kriterium zur Beurteilung, ob eine Frucht bei verstrichener Zervix des Muttertiers per vias naturales geboren werden kann, ist

    a) Die Beurteilung der Größe des Kopfes
    b) Die Beurteilung des Umfangs der Gliedmaßen und der Gelenke
    c) Die Beurteilung der Beckenweite des Muttertiers
    d) Der Extraktionsversuch mit erlaubter Zugkraft

263 Ab welcher Trächtigkeitsdauer ist ein Rinderfetus im allgemeinen lebensfähig?

    a) 210 Tage
    b) 230 Tage
    c) 245 Tage
    d) 260 Tage

264 Was versteht man in der Geburtshilfe unter dem Begriff „vorgetreten"?

265 Welche bei der geburtshilflichen Untersuchung feststellbaren Kriterien gestatten Rückschlüsse bezüglich des Lebens der Frucht?

266 Ist bei einer Frucht in Vorderendlage der Nabelstrang zur Überprüfung der Pulsation der Nabelgefäße erreichbar?

    a) Ja
    b) Selten
    c) Nein

267 Was versteht man unter dem Begriff „Aufweitungsphase"?

268 Unterscheiden Sie die Begriffe „ungenügende Öffnung" (a) und „mangelhafte Weite" (b)!

269 Im allgemeinen sind nur positive Lebenszeichen beweisend. Welche Merkmale sprechen jedoch mit ausreichender Sicherheit für das Vorliegen einer toten Frucht?

270 Welche Befunde bei einem neugeborenen Kalb sprechen für Überreife (Übertragen)?

271 Wie lange dauert im **Durchschnitt** die Aufweitungsphase bei einer Färse?

    a) 1 Stunde
    b) 3-5 Stunden
    c) 6-8 Stunden
    d) 9-10 Stunden

272 Der gelbliche bis ockerfarbene Schleim, mit dem neugeborene Kälber mitunter bedeckt sind, ist bedingt durch

    a) Vorzeitigen Abgang von Mekonium
    b) Übermäßige Karotinfütterung
    c) Abbauprodukte von Karunkelhämatomen
    d) Intrauterine Fäulnisprozesse

273 Welchen Zeitraum umfaßt die Austreibungsphase der Geburt beim Rind?

274 Die Plazentophagie wird beobachtet

    a) Bezüglich der eigenen Nachgeburt
    b) Bezüglich fremder Nachgeburten bei Tieren, deren Partus nicht länger als drei Tage zurückliegt
    c) Grundsätzlich bei allen geschlechtsreifen weiblichen Tieren
    d) Bei männlichen und weiblichen Rindern
    e) Beim Rind kommt die Plazentophagie nicht vor

275 Die durchschnittliche Dauer der Austreibungsphase der Geburt im engeren Sinn beträgt beim Rind

    a) 5-10 Minuten
    b) 20-30 Minuten
    c) 40-60 Minuten
    d) 90 Minuten

Geburtskomplikationen, Geburtshilfe

276 Welches sind die drei häufigsten Geburtskomplikationen beim Rind?

    a) Torsio uteri
    b) Fehlerhafte Stellungen
    c) Fehlerhafte Haltungen
    d) Fehlerhafte Lagen

e) Zwillinge
f) Absolut und relativ zu große Frucht
g) Wehenschwäche

277 Nennen Sie die wichtigsten Ursachen für eine primäre Wehenschwäche beim Rind!

278 Welches Risiko muß bei der Geburtseinleitung mit Glukokortikoiden oder Prostaglandinen in Kauf genommen werden?

279 Sie werden zu einer Kuh zugezogen, die seit einigen Stunden wehenartige Erscheinungen zeigt, ohne daß die Geburt vorangeht. Die vaginale Untersuchung ergibt folgende Befunde: Zervix gerade für eine Hand passierbar, Fruchtblasen noch intakt, Frucht in seitlicher Stellung.
Woran denken Sie zuerst?

a) Normale Öffnungsphase
b) Mangelhafte Öffnung der Zervix
c) Fehlerhafte Stellung
d) Torsio uteri
e) Tote Frucht

280 Bei einer Zwillingsgeburt mit je einer Frucht in Vorderendlage und in Hinterendlage sind vier Gliedmaßen annähernd gleich weit eingetreten. Welche Frucht wird zuerst entwickelt?

281 Bei einem Schizosoma reflexum mit in den Geburtsweg eingetretenen Extremitäten ist die Differentialdiagnose gegenüber Zwillingen mitunter schwierig. Welches der folgenden Kriterien gibt am ehesten einen Hinweis für das Vorliegen der Mißbildung?

a) Relativ kleine Extremitäten
b) Deformierte Extremitäten
c) Ankylosen im Fesselgelenk
d) Negativer Zwischenklauenreflex

282 Bei welchen der folgenden Ausgangslagen erscheint ein behutsamer Extraktionsversuch zunächst gerechtfertigt?

a) Emphysematöse Frucht
b) Mangelhafte Weite des Zervikalkanals
c) Einseitige Schulterbeugehaltung
d) Schizosoma reflexum
e) Unvollständig verstrichener, aber dehnbarer äußerer Muttermund

283 Bei einem 273 Tage tragenden Niederungsrind mit Pyogenes-Mastitis, Schwellung der Tarsalgelenke und Allgemeinstörung soll wegen der ungünstigen Prognose die Frucht vorzeitig entwickelt werden. Welchen Maßnahmen würden Sie den Vorzug geben?

a) Schnittentbindung am durch Bolzenschuß betäubten, aber noch nicht entbluteten Tier
b) Geburtseinleitung mit $PGF_{2\alpha}$ oder $PGF_{2\alpha}$-Analogen
c) Geburtseinleitung mit Dexamethason oder Flumethason

284 Welches der folgenden Kriterien hat die größte Aussagekraft zur Feststellung der Drehrichtung beim Vorliegen einer Torsio uteri?

a) Verziehung der dorsalen Kommissur der Scham
b) Verlauf der Falten in der Zervix und der Scheide
c) Intrauterine Stellung des Feten
d) Verlauf der breiten Mutterbänder, festgestellt durch die rektale Untersuchung

285 Bei einer Kuh mit primärer Wehenschwäche liegt die Frucht in Vorderendlage, oberer Stellung, gestreckter Haltung. Die Zervix ist vollständig verstrichen. Welches ist die zweckmäßigste Maßnahme?

a) 5 I.E. Oxytocin i.v.
b) 30 I.E. Oxytocin s.c.
c) 5 mg Ergometrin s.c.
d) 200 mg Isoxsuprin i.m.
e) Fixieren der vorliegenden Fruchtteile und Zughilfe

286 Bei einer älteren Kuh mit Dystokie sind vier Gliedmaßen im Geburtsweg feststellbar. Welche Möglichkeiten müssen differentialdiagnostisch in Betracht gezogen werden?

287 Bei einer Geburt mit Zughilfe ist der Vorderkörper der Frucht ausgetreten. Trotz kräftiger Bauchpresse bleibt die weitere Zughilfe erfolglos. Welche Ursachen sind differentialdiagnostisch in Erwägung zu ziehen?

288 Die Fixation der Gliedmaßen mittels Geburtsstricken oder -ketten erfolgt

a) Unterhalb der Fesselgelenke
b) Proximal der Afterklauen
c) Proximal der Karpalgelenke (bei Vorderendlage) oder Tarsalgelenke (bei Hinterendlage)

289 Welche Ursachen werden für die Entstehung einer fehlerhaften Stellung verantwortlich gemacht?

290 Emphysematöse Früchte sind meistens die Folge einer verschleppten Geburt. Welche der folgenden Maßnahmen würden Sie in erster Linie in Erwägung ziehen, wenn ein Extraktionsversuch infolge höhergradiger, mangelhafter Weite des Geburtswegs nicht möglich ist?

a) Totalfetotomie
b) Schnittentbindung
c) Notschlachtung
d) Medikamentelle Behandlung der mangelhaften Weite

291 Nennen Sie die wichtigsten Indikationen für eine Fetotomie!

292 Die Berichtigung einer fehlerhaften Stellung hat welche Voraussetzungen?

293 Bei einer Schulterellenbogenbeugehaltung liegen die Klauen der Vorderextremität

a) Über dem Nacken gelagert
b) Unter dem Bauch
c) In gleicher Höhe mit der Nasenspitze

294 Welche Zugkräfte sind beim Auszug einer Frucht nicht mehr vertretbar?

295 Welche der aufgeführten Ausgangslagen sind als absolute Kontraindikationen zur Vornahme einer Schnittentbindung zu beurteilen?

a) Schizosoma reflexum
b) Fraktur des knöchernen Beckenrings
c) Uterusperforation
d) Emphysematöse Frucht
e) Gleichzeitiges Vorliegen einer Mastitis gangraenosa

296 Welches sind die beiden häufigsten Komplikationen beim Muttertier nach Auszug einer Frucht mit verstärktem Zug?

a) Beckenfrakturen
b) Subluxation oder Luxation des Kreuzdarmbeingelenks
c) Ruptur der A. vaginalis
d) Scheidenverletzung im Bereich des Hymenalrings
e) Nervenquetschungen

297 Sie werden zu einer in der Geburt stehenden Kuh zugezogen, bei der Dünndarmschlingen aus der Scheide ausgetreten sind. Welches ist die wahrscheinlichste Verdachtsdiagnose?

a) Uterusruptur
b) Omphalozele der Frucht
c) Schizosoma reflexum
d) Umbilikalhernie der Frucht

298 Wie kann man das Risiko von Darmverletzungen beim Rind sub partu (speziell bei Hinterendlagen) vermindern?

299 Welches Instrument eignet sich zum Zurückdrehen des Uterus mitsamt der Frucht bei einer Torsio uteri des Rindes?

300 Mit welchen besonderen Schwierigkeiten ist bei der Durchführung einer zweiten Schnittentbindung zu rechnen?

301 Wie lautet die charakteristische Anamnese bei einer Kuh mit Toriso uteri sub partu?

302 Welche Faktoren können zu einer Seitenkopfhaltung führen?

a) Angeborene Verkrümmung der Halswirbelsäule
b) Hydrozephalus
c) Zu frühe Zughilfe an den Vorderextremitäten durch Laien
d) Ungenügende Öffnung der Zervix
e) Wehenschwäche

303 Welche vier Schnittführungen sind grundsätzlich bei Vornahme einer Fetotomie möglich?

304 Welches ist der charakteristische rektale Befund bei einer Torsio uteri nach rechts?

305 Die Berichtigung einer beiderseitigen, eingetretenen Hüftbeugehaltung setzt welche Maßnahmen voraus?

306 Welches sind die Schnittführungen bei der totalen Fetotomie nach der Hannoverschen Methode (Vorderendlage)?

307 Welche Faktoren begünstigen beim Rind die Entstehung einer Torsio uteri?

308 Welche Maßnahmen sind angezeigt, wenn bei einem Rinderfetus in Brustkopfhaltung der Kopf nicht zwischen den Vorderbeinen der lebenden Frucht hindurchgeleitet werden kann?

309 Welche Alternativen gibt es zur Hannoverschen Methode der Fetotomie des Vorderkörpers bei einer Vorderendlage?

310 Die Aussichten für eine erfolgreiche Berichtigung einer beiderseitigen Hüftbeugehaltung sind im allgemeinen

a) Gut
b) Zweifelhaft
c) Ungünstig

311 Die zweckmäßigste Maßnahme bei Vorliegen eines Schizosoma reflexum ist in der Regel

a) Extraktionsversuch
b) Fetotomie
c) Schnittentbindung
d) Notschlachtung

312 Die Torsio uteri entsteht beim Rind in mehr als 95 % der Fälle

a) Im letzten Drittel der Gravidität
b) Unmittelbar ante partum
c) Während der Öffnungsphase der Geburt

313 Bei einer Schnittentbindung entleeren sich nach der Durchtrennung des Bauchfells große Mengen Flüssigkeit aus der Bauchhöhle. Es handelt sich dabei in der Regel um

a) Fruchtwasser infolge Uterusperforation
b) Exsudat infolge Peritonitis
c) Transsudat infolge verzögerter Geburt
d) Aszitesflüssigkeit des Muttertiers

314 Bei welcher der folgenden fehlerhaften Haltungen ist die Frucht stets tot?

a) Seitenkopfhaltung
b) Rückenkopfhaltung
c) Brustkopfhaltung
d) Fußnackenhaltung

315 1. Bei einer Kuh mit einer geringgradigen Torsio uteri (etwa 180°) kann zunächst abgewartet werden,

weil

2. sich geringgradige Torsionen bisweilen spontan beheben können

a) 1 richtig, 2 falsch
b) 1 falsch, 2 richtig
c) 1 und 2 falsch
d) 1 und 2 richtig, aber Verknüpfung falsch
e) 1 und 2 und Verknüpfung richtig

316 Worauf ist **vor** der Berichtigung einer beiderseitigen Hüftbeugehaltung beim Rind besonders zu achten?

317 Welche Stoffgruppe ist zur Relaxierung des Uterus geeignet?

a) Parasympathikolytika s. Cholinolytika (z. B. Efosin®)
b) β-Adrenergika (z. B. Isoxsuprin oder Clenbuterol)
c) Allgemeine Sedativa (z. B. Xylazin)
d) Lokalanästhetika (große Epiduralanästhesie)

318 Welches der folgenden Kriterien rechtfertigt in erster Linie den Verdacht auf das Vorliegen einer Uterusruptur bei einer in der Geburt stehenden Kuh, bei der noch keine Zughilfe geleistet wurde?

a) Blutiger Scheidenausfluß
b) Puls von 140/Min.
c) Anämische Schleimhäute
d) Plötzliches Sistieren der Wehentätigkeit

319 Welche vier Schritte erfordert die Berichtigung einer Hüftbeugehaltung?

320 Mit welchen Komplikationen ist während einer Schnittentbindung beim stehenden Rind in erster Linie zu rechnen?

321 Welche Nebenwirkungen müssen Sie bei der Schnittentbindung nach vorausgegangener Applikation von Isoxsuprin oder Clenbuterol zur Uterusrelaxation in Kauf nehmen?

322 Sie werden zur Geburtshilfe bei einer festliegenden Färse zugezogen. Die Frucht liegt in Hinterendlage, oberer Stellung, mit beiderseitiger Hüftbeugehaltung. Der Nabelpuls ist fühlbar. Es gelingt Ihnen keine Haltungskorrektur der abgebeugten Hinterextremitäten. Welches ist Ihre nächste Maßnahme?

323 Unter welchen Voraussetzungen ist bei einer Torsio uteri die Prognose für eine Abkalbung per vias naturales nach Wälzen des Muttertiers ungünstig?

324 Wie hoch sind die Fruchtbarkeitserwartungen nach Schnittentbindung bei frischen Geburten und lebenden Kälbern, bezogen auf die Zahl der wieder zugelassenen Rinder?

a) 30-40 %
b) 50-60 %
c) 70-80 %
d) Mehr als 80 %

325 Worauf ist bei einer geburtshilflichen Nachuntersuchung besonders zu achten?

4. Puerperium

Normaler Verlauf und Retentio secundinarum

326 Nennen Sie die einzelnen Phasen des Puerperiums und ihre durchschnittliche Dauer beim Rind!

327 Innerhalb welchen Zeitraums sollte beim Rind die Nachgeburt abgehen?

a) 3 Stunden
b) 6 Stunden
c) 12 Stunden
d) 24 Stunden

328 Die durchschnittliche Häufigkeit der Retentio secundinarum beträgt

a) Weniger als 1 %
b) 1-2 %
c) 3-8 %
d) Mehr als 10 %

329 Aus welchen Bestandteilen setzen sich die Lochien zusammen?

330 Die Retentio secundinarum tritt **gehäuft** auf nach

a) Schnittentbindungen

b) Zwillingsgeburten
c) Torsio uteri
d) Spätaborten
e) Frühgeburten
f) a-e ist zutreffend

331 Welche beiden Kriterien sind bei der Beurteilung des frühpuerperalen Scheidenausflusses besonders wichtig?

a) Menge
b) Farbe
c) Geruch
d) Konsistenz
e) Eitrige Beimengungen

332 Welches ist der optimale Zeitpunkt zum manuellen Ablösen der Eihäute bei einer Retentio secundinarum?

a) 24 Stunden post partum
b) 3-4 Tage post partum
c) 10 Tage post partum
d) Sobald die manuelle Lösung der Kotyledonen von den Karunkeln leicht vonstatten geht

333 Welcher der folgenden Faktoren spielt bei der Pathogenese der Retentio secundinarum die größte Rolle?

a) Plazentitis
b) Ödeme der Kotyledonen
c) Unreife der Plazentome
d) Beginnende Involution der Plazentome

334 Das gehäufte Vorkommen der Retentio secundinarum kann durch einen Spurenelementmangel bedingt sein. Welches der folgenden Elemente ist dabei in erster Linie in Betracht zu ziehen?

a) Kupfer
b) Mangan
c) Selen
d) Zink

335 Wodurch wird der Abschluß der verschiedenen Puerperalphasen charakterisiert?

336   Welches ist der physiologische Uterusbefund bei der rektalen
Untersuchung 24 Stunden post partum?

337   Bei einer Retentio secundinarum beim Rind sind die Demarkations-
prozesse an den Plazentomen in der Regel abgeschlossen nach

a) 4- 5 Tagen
b) 9-12 Tagen
c) 14-17 Tagen
d) 3 Wochen

338   Die Dauer der palpatorisch erfaßbaren Uterusinvolution beträgt

a) Etwa 14 Tage
b) 20-25 Tage
c) 5-6 Wochen
d) Etwa 8 Wochen

Traumen und andere Geburtsfolgen

339   Welches sind die wichtigsten Ursachen, die zum Festliegen unmittelbar
im Anschluß an eine Abkalbung mit verstärkter Zughilfe führen können?

340   Unmittelbar nach Beendigung der Abkalbung tritt aus der Scheide einer
Kuh Blut aus. Welche zwei Ursachen kommen dafür in Frage?

a) Perforierende Uterusverletzung
b) Karunkelverletzung
c) Residualblut aus Nabelgefäßen
d) Ruptur der A. vaginalis
e) Ruptur der A. uterina
f) Verletzung der Scheidenschleimhaut

341   Bei einer Luxation des Kreuzdarmbeingelenks im Anschluß an die
Abkalbung ist die Prognose quoad vitam

a) Grundsätzlich zweifelhaft
b) Infaust
c) Relativ günstig, wenn keine anderen Komplikationen vorliegen
d) Schlecht, wenn das Tier länger als 4 Tage festliegt

342   Eine Kuh zeigt einen Tag nach einer Schnittentbindung im Bereich der
Wunde eine auffällige, bei der Palpation deutlich knisternde Umfangs-
vermehrung, die sich zunehmend nach allen Seiten ausbreitet. Das All-

gemeinbefinden ist geringgradig gestört. Die Operationsstelle erscheint jedoch nicht entzündlich verändert.
Ihre Verdachtsdiagnose?

343 Die Umstülpung der Harnblase durch die Urethra (Inversio et prolapsus vesicae) beim Rind

a) Ist die Folge einer Strangurie
b) Kommt nur im Zusammenhang mit einer Abkalbung vor
c) Kann im Zusammenhang mit allen Faktoren vorkommen, die zu einem verstärkten Pressen auf die Beckenorgane führen
d) Kommt nicht vor
e) Ist nur nach Verletzungen der Harnröhre möglich

344 Welche Symptome weisen auf eine geburtsbedingte Schädigung der Nn. obturatorii hin?

345 Darmverletzungen während der Abkalbung treten vor allem auf, wenn welche zwei der folgenden Faktoren zusammentreffen?

a) Vorderendlage
b) Hinterendlage
c) Abschüssiger Standplatz
d) Verstärkte Zughilfe

346 Welches sind die Prädilektionsstellen für Verletzungen im Uterus und weichen Geburtsweg, die nach verstärkter Zughilfe besonders sorgfältig abzutasten sind?

347 24 Stunden nach einer Geburt mit Zughilfe zeigt eine Kuh ein gestörtes Allgemeinbefinden. Die spezielle Untersuchung ergibt das Vorliegen einer etwa 10 cm langen Ruptur im Corpus uteri.
Welches ist Ihre Entscheidung?

a) Nähen der Verletzung von der Scheide her
b) Nähen der Verletzung nach Laparotomie
c) Konservative Behandlung (lokale und parenterale Antibiotika-applikation in hohen Dosen während 4 Tagen)
d) Notschlachtung

348 Welches ist die wichtigste Differentialdiagnose bei Festliegen infolge Quetschung der Nn. obturatorii?

349 Welche Kriterien erlauben eine relativ günstige Prognose bei einer Kuh, die nach einer Schwergeburt festliegt?

350 Welches ist das charakteristische Symptom für eine Traumatisierung des N. fibularis?

351 Durch welche Lagerung einer festliegenden Kuh mit Prolapsus uteri wird die Reposition der Gebärmutter wesentlich erleichtert?

352 Gefäßrupturen als Folge von Traumen sub partu betreffen vorwiegend die

a) A. uterina
b) A. ovarica
c) A. pudenda interna
d) A. vaginalis

353 Die Prognose bezüglich einer erfolgreichen, komplikationslosen Reposition einer erst kurze Zeit vorgefallenen, unverletzten Harnblase ist im allgemeinen

a) Relativ günstig
b) Zweifelhaft
c) Ungünstig
d) Infaust

354 12 Stunden nach einer Geburt in Hinterendlage mit leichter Zughilfe zeigt eine Kuh folgende Symptome: keine Futteraufnahme, Pansenparese, kein Kotabsatz. T 39,2° C, P 110, Nachgeburt abgegangen. Welches ist Ihr erster Verdacht?

a) Beginnende hypokalzämische Gebärparese
b) Uterusruptur
c) Übersehene Zwillingsfrucht
d) Darmverletzung

355 Welches ist Ihre nächste Maßnahme, wenn die Befunde der rektalen und vaginalen Untersuchung der in Frage 354 aufgeführten Kuh keine Diagnose erlauben?

356 Welche der folgenden geburtsbedingten Beckenverletzungen sind prognostisch als infaust zu beurteilen?

a) Fraktur des Tuber coxae
b) Fraktur des Tuber ischiadicum
c) Fraktur der Darmbeinsäule
d) Sprengung der Beckensymphyse
e) Subluxation oder Luxation des Kreuzdarmbeingelenks

357 Wenn während einer Abkalbung eine Darmverletzung eintritt, so ist am häufigsten folgender Darmabschnitt betroffen:

a) Duodenum
b) Jejunum
c) Zäkum
d) Kolon
e) Rektum

358 Welche zwei der aufgeführten Maßnahmen sind beim Vorliegen von geburtsbedingten Vestibulumverletzungen am erfolgversprechendsten?

a) Chirurgische Versorgung der Wunde, um Primärheilung anzustreben
b) Konservative, lokale Behandlung mit Antibiotika
c) Parenterale Verabreichung von Antiphlogistika und Analgetika
d) Tägliche Scheidenspülungen mit milden, desinfizierenden Lösungen
e) Parenterale Verabreichung von Antibiotika

359 Welche Anweisungen sind dem Halter einer festliegenden Kuh zu erteilen?

360 Wie lange nach der Abkalbung kann bei einer Darmverletzung die Prognose für die Darmresektion relativ günstig gestellt werden?

a) Bis zu 2 Stunden
b) Bis zu 6 Stunden
c) Bis zu 18 Stunden

361 Welche Verlaufsformen können nach geburtsbedingten Scheidenverletzungen beobachtet werden?

362 Bei einer Kuh mit einem Prolapsus uteri erscheint die vorgefallene Gebärmutter ungewöhnlich groß. Ein Repositionsversuch verläuft erfolglos. Welcher Verdacht ist gerechtfertigt?

Puerperale Infektionen und Stoffwechselstörungen

363 Welcher der folgenden Faktoren spielt bei der Entstehung der Gebärparese **keine** Rolle?

a) Primäre Erkrankung der Parathyreoidea
b) Übermäßiges Kalziumangebot ante partum
c) Unzureichendes Phosphorangebot ante partum
d) Anzahl der vorausgegangenen Abkalbungen
e) Magnesiumkonzentration im Serum

364   Der charakteristische Erreger des Geburtsrauschbrandes ist

a) Cl. feseri
b) Cl. perfringens
c) Cl. novyi
d) Cl. septicum

365   Welches der folgenden Kriterien läßt bei einem Rind, das nach der Abkalbung festliegt, eine hypokalzämische Gebärparese weitestgehend ausschließen?

a) Subfebrile Temperatur
b) Erste Abkalbung (Primipara)
c) Erhöhter Gehalt an Azetonkörpern im Harn
d) Schwergeburt
e) Keine Besserung nach Infusion von 250 ml Kalziumboroglukonat 24%ig

366   Ordnen Sie den folgenden Elementen die entsprechenden durchschnittlichen Serumkonzentrationen beim Rind zu!

I Ca	a) 0,82 mmol/l
II Mg	b) 1,6 mmol/l
III P	c) 2,5 mmol/l

367   1. Eine festliegende Kuh mit hypokalzämischer Gebärparese sollte etwa
15 Minuten nach der Kalziuminfusion aufgetrieben werden,

weil

2. zu diesem Zeitpunkt die Plasmakalziumkonzentration am größten ist

a) 1 richtig, 2 falsch
b) 1 falsch, 2 richtig
c) 1 und 2 falsch
d) 1 und 2 richtig, aber Verknüpfung falsch
e) 1 und 2 und Verknüpfung richtig

368   Eine Kuh zeigt 2-4 Wochen post partum folgende Symptome: Abnahme
der Freßlust, Milchrückgang, Abmagerung, intermittierendes Fieber,
gelegentlich kolikartige Erscheinungen.
Welches ist Ihr erster Verdacht?

a) Urolithiasis

b) Azetonämie
c) Puerperale Peritonitis
d) Traumatische Retikuloperitonitis
e) Pyelonephritis

369 Bei der Beurteilung der Serumphosphorkonzentration ist zu berücksichtigen, daß diese mit steigendem Alter eines Tieres

a) Abnimmt
b) Zunimmt
c) Unverändert bleibt

370 Welches ist zur Zeit das geeignetste Chemotherapeutikum zur Behandlung einer puerperalen Pyelonephritis beim Rind?

a) Tetrazykline
b) Chloramphenicol
c) Penicillin
d) Streptomycin
e) Sulfonamide

371 Ordnen Sie den verschiedenen Lokalisationen die entsprechenden Bezeichnungen von entzündlichen Veränderungen zu!

I   Uterusmukosa   a) Paraproktitis
II Myometrium   b) Parakolpitis
III Peritonealer Überzug des Uterus   c) Parametritis
IV Lig. latum uteri   d) Perimetritis
V   Perivaginales Bindegewebe   e) Metritis
VI Perirektales Bindegewebe   f) Endometritis

372 Die häufigste Verlaufsform einer frühpuerperalen Keimbesiedelung des Uterus ist die

a) Metritis
b) Sepsis
c) Pyämie
d) Chronische Endometritis
e) Spontanheilung

373 Worauf ist bei der Harnentnahme wegen Verdachts auf das Vorliegen einer Pyelonephritis besonders zu achten?

374 Bei der klassischen Gebärparese sind die Konzentrationen von Ca, P und Mg im Blutserum in typischer Weise verändert. Ordnen Sie den Elementen die entsprechenden quantitativen Begriffe zu!

I Ca   a) Erhöht
II Mg   b) Erniedrigt
III P

375 Welches sind die Grundsätze bei der Behandlung einer bakteriotoxischen Puerperalerkrankung beim Rind?

376 Welcher der folgenden Maßnahmen ist bei einem Gebärpareserezidiv oder bei einem Kalzium-therapieresistenten Fall der Vorzug zu geben?

a) Wechsel des Kalziumpräparats
b) Applikation von Dihydrotachysterin
c) Infusion von Magnesiumlösungen
d) Infusion von Phosphorlösungen
e) Insufflation in das Euter

377 Welche Kriterien rechtfertigen eine infauste Prognose bei einer Kuh mit einer puerperalen Sepsis?

378 Eine Kuh zeigt 3-4 Tage nach einer Schnittentbindung eine leichte fieberhafte Allgemeinstörung, Rückgang der Milchleistung, herabgesetzte Futteraufnahme, reduzierte Pansentätigkeit, leichte Blähung, gespannte Bauchdecken, leicht aufgekrümmten Rücken, Zähneknirschen, dünnbreiigen Kot.
Ihre Verdachtsdiagnose?

379 Welcher der folgenden pathologisch-anatomischen Zustände ist **nicht** als Folge einer puerperalen Pyämie zu betrachten?

a) Thrombose der V. cava caudalis
b) Lungenabszesse
c) Leberabszesse
d) Peritonitis
e) Arthritis

380 Welche Medikamente sind geeignet zur Ergänzung der Kalziumtherapie bei der Gebärparese?

381 Welche zwei der folgenden medikamentellen Behandlungen sind zur Vorbeuge gegen Gebärparese geeignet?

a) Einmalige Verabreichung von 10 Mio. I.E. Vitamin D_3 in den letzten 8 Tagen ante partum

b) Orale Verabreichung von Kalziumgelpräparaten unmittelbar vor, während und nach der Abkalbung

c) Intravenöse Infusion von 500 ml Kalziumchlorid, 4-8%ig, innerhalb der ersten 12 Stunden post partum

d) Subkutane Applikation von 250 ml Kalziumboroglukonat, 20-25%ig, 12-24 Stunden ante partum

382 Als Prophylaxe gegen puerperale Stoffwechselstörungen sollten trockenstehende Kühe gefüttert werden wie Tiere mit einer Milchleistung von

a) 4- 7 Liter
b) 10-15 Liter
c) 20 Liter

383 Welche der folgenden Erkrankungen spielt bei der Differentialdiagnose zur puerperalen Hämoglobinurie, die durch einen Phosphormangel bedingt ist, keine Rolle?

a) Adlerfarnvergiftung
b) Leptospirose
c) Babesiose
d) Vitamin-K-Mangel
e) Kupferintoxikation

384 Die Blutzuckerbestimmung bei einer Kuh, die 24 Stunden nach einer Schnittentbindung festliegt, ergibt eine Konzentration von 5,7 mmol/l. Welche Interpretation hat die größte Wahrscheinlichkeit?

a) Diabetes

b) Dieser Wert entspricht praktisch dem normalen Durchschnittswert beim Rind

c) Nach Schwergeburten und Schnittentbindungen sind Erhöhungen des Blutzuckers bis auf das Doppelte als „physiologisch" anzusehen

d) Insuffizienz der Nebennieren

5. Euter

Normale Milchsekretion, Mißbildungen

385 Der pH-Wert der Milch beträgt

a) 6,1-6,3
b) 6,5-6,7
c) 6,9-7,1
d) 7,3-7,5

386 Überzählige Zitzen mit eigenem Parenchym (Hypermastie) sind unerwünscht, weil

a) Die Milchleistung der Haupteuterviertel geringer ist
b) Die Anlage vererbt werden kann
c) Das Melken erschwert wird
d) Im Eutergewebe der überzähligen Zitzen leicht Mastitiden oder latente Infektionen mit Keimausscheidung entstehen können

387 Zu welchem Zeitpunkt post partum wird im allgemeinen der Höhepunkt der Laktationskurve erreicht?

a) 1-2 Wochen
b) 3-4 Wochen
c) 6-7 Wochen
d) 2-3 Monate

388 Welche therapeutische Maßnahme würden Sie bei Vorliegen einer sezernierenden Afterzitze empfehlen?

a) Verödung des Drüsengewebes mit einer körperwarmen Akridinfarbstofflösung
b) Verödung des Drüsengewebes mit Jodtinktur
c) Zitzenamputation mit vollständigem Verschluß, sofern das Sekret nicht krankhaft verändert ist
d) Keine

389 Eliminieren Sie die **falsche** Aussage!
Eine Gelbfärbung des Milchsekrets ist zu beobachten

a) In der Kolostralperiode
b) Bei besonders karotinreicher Fütterung
c) Als Rassenmerkmal bei Jersey-Kühen
d) Bei manchen Coli-Mastitiden
e) Bei manchen Streptokokken-Mastitiden
f) Bei Kühen mit hämolytischem Ikterus

390 Welches sind die beiden wichtigsten Unterschiede zwischen Kolostralmilch und „reifer" Milch bezüglich der Zusammensetzung?

391 Unter einer Pseudomilchfistel versteht man eine

a) Embryonal bedingte Fehlanlage des Strichkanals in der Wand der Zitze bei normal ausgebildetem zugehörigem Drüsenparenchym
b) Von einer Verletzung des Parenchyms stammende Fistel im Bereich der Euterhaut
c) Laktierende Afterzitze
d) Seitliche Öffnung in der Zitze, die in die Zitzenzisterne führt
e) Seitliche Öffnung in der Zitze, die zu einem eigenen Drüsenparenchym führt

392 Nach wieviel Tagen ist die Kolostralmilchperiode beim Rind in der Regel abgeschlossen?

a) Nach 2 Tagen
b) Nach 5 Tagen
c) Nach 10 Tagen
d) Nach 14 Tagen

393 Die Induktion einer Laktation bei trockenstehenden, nichtgraviden Kühen oder Färsen ist am ehesten möglich durch

a) Wiederholte Verabreichung von Östradiol und Progesteron
b) Wiederholte Verabreichung von Oxytocin
c) Verabreichung von Thyroxin
d) Prolaktininjektionen
e) Verabreichung pflanzlicher Laktagoga

394 Der pH-Wert des Kolostrums liegt

a) Höher als bei Frischmilch
b) Im gleichen Bereich wie bei Frischmilch
c) Niedriger als bei Frischmilch

395 Nennen Sie die zwei wichtigsten Faktoren, die beim nichtgraviden Jungrind eine unerwünschte Laktation auslösen können!

396 Welche der aufgeführten überzähligen Zitzen treten beim Rind am häufigsten auf?

a) Beizitzen
b) Zwischenzitzen
c) Afterzitzen
d) Anteponierte Zitzen
e) Nebenzitzen

397   Woran müssen Sie denken, wenn ein als tragend nachgewiesenes Rind bereits Wochen vor dem Geburtstermin in Laktation kommt?

398   Wie unterscheidet man klinisch eine Pseudomilchfistel von einer echten Milchfistel?

Krankheiten der Euterhaut und der Zitzen

399   Welche allergisch oder toxisch bedingten Affektionen werden an der Zitzen- und Euterhaut beobachtet?

400   Was verstehen Sie unter dem Begriff „Intertrigo" im Zusammenhang mit Erkrankungen der Euterhaut?

401   Nennen Sie die Ursachen der durch eine Melkmaschine verursachten Schäden an den Zitzen!

402   Wie lange dauert die Inkubationszeit der Euterpocken beim Rind?

  a) 1- 2 Tage
  b) 4- 7 Tage
  c) 10-14 Tage
  d) Etwa 3 Wochen

403   Was versteht man unter dem Begriff „Fagopyrismus der Zitzenhaut"?

404   Welchem der folgenden Vorgehen würden Sie bei einer Thelitis mit normalem Milchsekret den Vorzug geben?

  a) Schonendes Melken von Hand
  b) Melken mit der Maschine
  c) Einlegen einer Zitzendauerkanüle mit Verschluß
  d) Passiver Milchentzug mit einem Melkröhrchen, das jedesmal neu eingeführt wird
  e) Intrazisternale Applikation eines gut verträglichen Antibiotikums, Verzicht auf Milchentzug während 4-6 Tagen

405   Wie lassen sich Schleimhautveränderungen und Stenosen im Bereich der Zitzenzisterne am besten diagnostizieren?

406   Unter dem Begriff „Thelitis" versteht man eine Entzündung der

  a) Zitzenhaut
  b) Zitzenschleimhaut
  c) Gesamten Zitzenwand
  d) Milchausführungsgänge

407 Nennen Sie die Kontraindikation für die Amputation einer Zitze mit Verschluß der Wunde!

408 Nennen Sie die verschiedenen Stadien der Kuhpocken beim Rind!

409 Was verstehen Sie unter einem Steineuter (Ledereuter)?

a) Bindegewebig induriertes chronisches Euterödem nach rezidivierendem pathologischem Euterödem
b) Folgezustand einer schweren Mastitis
c) Phlegmone der Euterhaut
d) Milchstauung infolge Stenosierung von Milchgängen

410 Bis zu welchem Zeitpunkt nach dem Abkalben sollte das physiologische Euterödem abgeklungen sein?

a) 3 Tage
b) 6 Tage
c) 12 Tage
d) 3 Wochen

411 Welches ist die Ursache des pathologischen Euterödems?

a) Unphysiologisch hohe Östrogenkonzentration
b) Verschiebung der Progesteron-Östrogen-Relation
c) Verschiebung der Proteinfraktionen im Serum
d) Veränderung der verschiedenen Östrogenfraktionen
e) Die Ursache ist zur Zeit nicht bekannt

412 1. Beim Vorliegen einer Thelitis ohne Infektion des Euters ist der passive Milchentzug (Melkröhrchen) dem Nichtmelken unter Antibiotikaschutz vorzuziehen,

weil

2. nach dem Unterlassen des Melkens während 8-10 Tagen das Euter der Involution anheimfällt

a) 1 richtig, 2 falsch
b) 1 falsch, 2 richtig
c) 1 und 2 falsch
d) 1 und 2 richtig, aber Verknüpfung falsch
e) 1 und 2 und Verknüpfung richtig

413 Nennen Sie die prädisponierenden Faktoren der Euter-Innenschenkel-Dermatitis (Intertrigo)!

414   Welches ist die beste Maßnahme zur Bekämpfung von Pocken der Zitzenhaut?

a) Zitzentauchen mit Jodophoren
b) Baden der Zitzen in Natriumhypochloridlösung
c) Applikation von antiphlogistischen und anästhesierenden Salben
d) Applikation von antibiotischen Salben oder Spraylösungen zur Vermeidung von Sekundärinfektionen
e) Vakzinierung

415   Ein nachweisbarer Effekt bei medikamenteller Behandlung eines pathologischen Euterödems betrifft unabhängig vom Medikament

a) 90-100 % der Fälle
b) 70- 80 % der Fälle
c) 45- 65 % der Fälle
d) Weniger als 10 % der Fälle

416   Die sogenannten Sommerwunden (Voreuterekzem) beim Rind sind bedingt durch

a) Photosensibilisierung (z. B. Fagopyrismus)
b) Futterschädlichkeiten
c) Insektenstiche
d) Mikrofilarien
e) Staphylokokken
f) Scheuerstellen

417   1. Die Behandlung einer Urtikaria mit Antihistaminika ist nur in der akuten Phase sinnvoll,

weil

2. die Wirkung der Antihistaminika auf einer kompetitiven Hemmung der Histamine und histaminähnlichen Substanzen beruht

a) 1 richtig, 2 falsch
b) 1 falsch, 2 richtig
c) 1 und 2 falsch
d) 1 und 2 richtig, aber Verknüpfung falsch
e) 1 und 2 und Verknüpfung richtig

418 Durch welche Kriterien unterscheiden sich die Blasen bei Kuhpocken von denen bei MKS und Pseudopocken?

419 Am Euter einer Kuh sind folgende Symptome feststellbar: stecknadelkopf- bis erbsengroße Pusteln oder phlegmonöse, schmerzhafte Schwellung, vorwiegend an der Zitzenbasis und im Sulcus intermammaricus. Ihre Diagnose?

a) Kuhpocken
b) Pseudopocken
c) Schwarze Pocken
d) Akne/Furunkulose

420 Mit welcher indirekten Methode lassen sich Milben auf der Euterhaut leicht diagnostizieren?

Euterentzündungen

421 Welches der folgenden Kriterien hat die größte Aussagekraft zur Diagnose von chronischen Mastitiden?

a) pH-Wert
b) Katalasegehalt
c) Laktosegehalt
d) Zellgehalt
e) Keimgehalt
f) Chloridgehalt

422 Nennen Sie die beiden häufigsten prädisponierenden Faktoren für die Entstehung einer Mastitis apostematosa bei laktierenden Kühen!

423 Bei einer perakut verlaufenden Coli-Mastitis ist die Tendenz zum Festliegen bedingt durch

a) Schmerz
b) Toxinwirkung
c) Nervenschädigung durch Euterschwellung
d) Sepsis

424 Der Zellgehalt in der Milch wird als krankhaft erhöht angesehen, wenn die Zellzahl pro ml Milch (Anlieferungsmilch) folgenden Wert übersteigt:

a)   1 000
b)   10 000
c) 100 000
d) 400 000

425 Welcher der folgenden Faktoren hat die größte Bedeutung für die Entstehung chronischer Mastitiden?

a) Fehlerhafte Melktechnik
b) Laktationsphase
c) Erbliche Disposition
d) Unzureichende Stallhygiene
e) Kurzstände

426 Der Anteil der durch grampositive Kokken hervorgerufenen Infektionen beträgt bei den chronischen und subklinischen Mastitiden

a) Etwa 40 %
b) Etwa 60 %
c) Etwa 80 %
d) Mehr als 90 %

427 Eine durch koliforme Keime hervorgerufene Mastitis phlegmonosa wird besonders häufig beobachtet

a) Bei trockenstehenden Tieren
b) Im Puerperium
c) Im mittleren Drittel der Laktation
d) Zu jedem Zeitpunkt der Laktation

428 Mit zunehmender Laktationsdauer ist die durchschnittliche Zahl der Zellen in der Milch

a) Abnehmend
b) Unverändert
c) Zunehmend

429 Welcher der folgenden Erreger führt zu einer Mastitis interstitialis?

a) Streptokokken
b) Staphylokokken
c) Brucellen
d) Koliforme Keime
e) A. pyogenes

430 Welche Faktoren werden für die Entstehung einer Pyogenes-Mastitis bei nicht laktierenden Rindern verantwortlich gemacht?

431 Welches Gemelk eignet sich am besten zum Nachweis einer subklinischen Hefe-Mastitis?

a) Anfangsgemelk
b) Sammelgemelk
c) Endgemelk
d) Residualgemelk

432 Bei der chronischen Mastitis ist der pH-Wert des Sekrets im Vergleich zu normaler Milch in der Regel

a) Höher
b) Niedriger
c) Unverändert

433 Nennen Sie Gründe für einen negativen bakteriologischen Befund trotz eindeutig positivem California-Mastitis-Test!

434 Die Diagnose „latente Infektion" ist in erster Linie zu stellen aufgrund der

a) Palpation des Eutergewebes
b) Grobsinnlichen Sekretprüfung
c) Reaktion des CMT (California-Mastitis-Test)
d) Bestimmung des pH-Wertes
e) Bakteriologische Untersuchung des Milchsekrets

435 Der durchschnittliche Anteil der Kühe mit erhöhtem Zellgehalt in einem oder mehreren Viertelgemelken beträgt in den Herden zur Zeit

a) Weniger als 5 %
b) Etwa   15 %
c) Etwa   25 %
d) Mehr als   35 %

436 Ist bei einer subklinischen Hefe-Mastitis eine Spontanheilung möglich?

a) Nicht beobachtet
b) Selten
c) Häufig
d) Ausnahmslos

437 Der durchschnittliche Anteil der Milchproben, die trotz negativer CMT-Reaktion bakteriell positiv sind, beträgt

a) Weniger als 10 %

b) Etwa   15 %
c) Etwa   30 %
d) Mehr als   40 %

438 Eine Kuh mit hochgradig gestörtem Allgemeinbefinden und akuter
Mastitis zeigt folgende auffällige Symptome: starke Schwellung eines
Euterviertels, knisternde Geräusche beim Melken und, bei Druck auf die
Euterhaut, blutig-wäßriges Sekret.
An welche Erregerart ist in erster Linie zu denken?

439 Unter welchen Bedingungen ist ein deutlich positiver CMT, 3 Tage post
partum, ein Anzeichen für das Vorliegen einer Mastitis?

a) Immer
b) Nie, da der Zellgehalt 3 Tage post partum immer abnorm erhöht ist
c) Wenn einzelne Euterviertel eine deutliche Abweichung aufweisen

440 Nennen Sie die Reihenfolge des Auftretens folgender Symptome bei der
Entstehung einer Mastitis phlegmonosa!

a) Euterschwellung
b) Gestörtes Allgemeinbefinden
c) Grobsinnlich verändertes Milchsekret
d) Palpationsschmerz
e) Erhöhte Körpertemperatur

441 Welches ist die typische, seuchenhaft verlaufende Mastitis bei Jung-
rindern und Färsen auf der Weide?

a) Streptokokken-Mastitis
b) Coli-Mastitis
c) Pyogenes-Mastitis
d) Brucellen-Mastitis

442 Welcher Anteil der akuten Mastitiden, die mit fieberhaft gestörtem
Allgemeinbefinden einhergehen, ist durch E. coli und koliforme Keime
bedingt?

a) Weniger als 50 %
b) 50-60 %
c) 70-80 %
d) Mehr als 80 %

443 Hefe-Mastitiden entstehen vor allem

a) Bei unhygienischen Stallverhältnissen
b) Bei Verfütterung von verschimmeltem Heu
c) Im Zusammenhang mit der parenteralen Verabreichung von Antibiotika in hohen Dosen während längerer Zeit
d) Nach intrazisternaler Applikation von Antibiotika
e) Die Pathogenese ist weitgehend ungeklärt

444 Welche der folgenden Aussagen bezüglich Sc. agalactiae ist **nicht** zutreffend?

a) Galtstreptokokken können auch akute Mastitiden verursachen
b) Der Erreger besiedelt vorwiegend das Milchgangsystem
c) Hauptinfektionsquellen sind extrazisternale Reservoire (z. B. Euterhaut, Futtermittel, Stallboden)
d) Der Erreger ist nur im Euter vermehrungsfähig
e) Galtstreptokokken weisen praktisch keine Penicillinresistenz auf

445 Welcher Erreger ist bei einer kurz vor dem Abkalben auftretenden (per-) akuten hochfieberhaften Mastitis besonders in Betracht zu ziehen?

a) E. coli (gramnegativ)
b) Klebsiella pneumoniae (gramnegativ)
c) Clostridium perfringens (grampositiv)
d) Staphylococcus aureus (grampositiv)

446 Welcher der bei einer Mastitis apostematosa auftretenden Befunde läßt auf eine ungünstige Prognose quoad vitam schließen?

a) Penetrant fauliger Geruch des Eutersekrets
b) Allgemeinstörung (Fieber, Inappetenz)
c) Durchbruch von Abszessen nach außen
d) Gelenk- und Sehnenscheidenentzündungen, verbunden mit Lahmheit

447 Eine Kuh erkrankt 8 Wochen p.p. an einer fieberhaften Mastitis (Euterviertel hart, geschwollen, jedoch wenig schmerzhaft; Milchsekret gelblich-serös oder käsig-flockig). 5 Tage später breitet sich die Mastitis auf das gesamte Euter aus. Eine Behandlung der Milchdrüse mit verschiedenen Chemotherapeutika ist erfolglos. Die mikrobiologische Untersuchung des Milchsekrets in einem Routinelaboratorium verläuft negativ. Welcher Erreger müßte in erster Linie in Betracht gezogen werden?

a) Clostridien
b) Pilze

c) Mykoplasmen
d) Koliforme Keime
e) Chlamydien

448   Ab welchem Zeitpunkt post partum verläuft der CMT bei eutergesunden Kühen negativ oder gleichmäßig schwach positiv?

a) 3 Tage
b) 6 Tage
c) 10 Tage
d) 14 Tage

449   Welche ätiologische Verdachtsdiagnose ist gerechtfertigt, wenn beim Melken einer akut erkrankten Kuh knisternde Geräusche entstehen?

450   Der Anteil bakteriologisch negativer Befunde aus Milchproben von Eutern mit chronischen subklinischen Entzündungen beträgt

a) 1- 2 %
b) 4- 8 %
c) 10-15 %
d) Mehr als 15 %

451   1. Das Mittel der Wahl zur Behandlung von Infektionen mit Sc. agalactiae ist Penicillin,

weil

2. Penicillin von allen Antibiotika die beste Gewebsverträglichkeit aufweist

a) 1 richtig, 2 falsch
b) 1 falsch, 2 richtig
c) 1 und 2 falsch
d) 1 und 2 richtig, aber Verknüpfung falsch
e) 1 und 2 und Verknüpfung richtig

452   Die Verödung des Euterparenchyms beim Rind kann erreicht werden durch

a) Injektionen von Östrogenen
b) Bestreichen des Euters mit Jodtinktur
c) Unterlassen des Melkens
d) Intrazisternale Applikation von Akridinfarbstofflösungen
e) Infusion von Lotagen®-Lösung in das Euter

453 1. Nach antibiotischer Behandlung eines Euterviertels darf die Milch der **unbehandelten** Euterviertel in den Verkehr gebracht werden,

weil

2. die einzelnen Euterviertel anatomisch-histologisch vollständig voneinander getrennt sind

a) 1 richtig, 2 falsch
b) 1 falsch, 2 richtig
c) 1 und 2 falsch
d) 1 und 2 richtig, aber Verknüpfung falsch
e) 1 und 2 und Verknüpfung richtig

454 Zu welchem Zeitpunkt ante partum soll eine Kuh trockengestellt werden?

a) 3- 5 Wochen
b) 6- 8 Wochen
c) 10-12 Wochen
d) 13-15 Wochen

455 Welche Vorteile hat die Behandlung von Kühen mit subklinischen Euterinfektionen zu Beginn des Trockenstellens?

456 Ist damit zu rechnen, daß nach antibiotischer Behandlung eines Euterviertels auch die Gemelke der unbehandelten Euterviertel Hemmstoffpositiv sind?

a) Ja
b) Nein

457 Die Initialdosis zur lokalen Behandlung einer chronischen Kokken-Mastitis mit Penicillin beträgt

a) 300 000 bis 400 000 I.E.
b) 500 000 I.E.
c) 1 Mio. I.E.
d) 3 Mio. I.E.

458 Ein Euterviertel mit einer subklinischen Staphylokokken-Mastitis wird mit Penicillin behandelt. Am übernächsten Tag ist das Euterviertel geschwollen, verhärtet, die Milchmenge etwas reduziert und das Sekret mit Flocken durchsetzt.
Welches ist die wahrscheinlichste Erklärung?

a) Unverträglichkeit des Medikamentes
b) Hefe-Mastitis
c) Aktivierung penicillinasebildender Staphylokokken

459 Der Anteil der bei Mastitiden isolierten Staphylokokken, die gegen Neomycin resistent sind, beträgt

a) Weniger als 5 %
b) Etwa   15 %
c) Etwa   30 %
d) Mehr als   50 %

460 Nach intrazisternaler Applikation von Benzathinpenicillinen beim Trockenstellen können im Euter Hemmstoffe bis zu folgendem Zeitpunkt nachgewiesen werden:

a) Bis 5 Tage
b) 6-10 Tage
c) 11-14 Tage
d) 15 Tage und länger

461 Bei welchem der aufgeführten Antibiotika handelt es sich um halbsynthetische Substanzen, die penicillinasefest sind?

a) Isoxazolyl-Penicilline (z. B. Oxacillin, Cloxacillin)
b) Ampicillin
c) Erythromycin
d) Neomycin

462 Welche der folgenden Maßnahmen halten Sie beim Vorliegen einer Mastitis gangraenosa für die beste?

a) Lokale und systemische Behandlung mit Antibiotika in hohen Dosen (Dauertropf)
b) Amputation des Euters
c) Aderlaß, zur Entfernung der Toxine und Aktivierung unspezifischer Abwehrmechanismen
d) Unterbindung der Venen und Arterien, die das Euter versorgen, um die Resorption von Toxinen zu verhindern
e) Nottötung

463 Durch welche Maßnahme kann die klinische Ausheilung einer chronischen, katarrhalischen Mastitis im Anschluß an die antibiotische Behandlung am ehesten gefördert werden?

a) Häufiges Ausmelken
b) Trockenstellen
c) Einreiben mit hyperämisierenden Salben

464 Welche der folgenden Medikamente sind zur Behandlung von Hefe-Mastitiden in Betracht zu ziehen?

a) Makrolidantibiotika
b) Nystatin
c) Polypeptidantibiotika
d) Cephalosporine
e) Clotrimazol

465 Der Anteil von Kühen, die sich trotz Trockenstellens unter Antibiotikaschutz nach dem Abkalben als infiziert erweisen, beträgt

a) Weniger als 1 %
b) 5-10 %
c) Mehr als 10 %

466 Aus welchen Gründen kann die intravenöse Injektion von Oxytocin vor der intrazisternalen Behandlung einer akuten Mastitis indiziert sein?

467 1. Tetrazykline sind zur Behandlung subklinischer und latenter Infektionen im Zusammenhang mit dem Trockenstellen nicht geeignet,

weil

2. sie das Euterparenchym im allgemeinen irritieren

a) 1 richtig, 2 falsch
b) 1 falsch, 2 richtig
c) 1 und 2 falsch
d) 1 und 2 richtig, aber Verknüpfung falsch
e) 1 und 2 und Verknüpfung richtig

468 1. Die intravenöse Verabreichung von Sulfonamiden bei der Behandlung der Coli-Mastitis ist wirkungslos,

weil

2. die Symptome bei der Coli-Mastitis durch die Toxine bedingt sind

a) 1 richtig, 2 falsch
b) 1 falsch, 2 richtig

c) 1 und 2 falsch
d) 1 und 2 richtig, aber Verknüpfung falsch
e) 1 und 2 und Verknüpfung richtig

469 Der Anteil von Spontanheilungen während des Trockenstehens beträgt bei subklinischen Mastitiden und latenten Infektionen

a) Weniger als 1 %
b) Etwa   5 %
c) Mehr als   10 %

470 Eine wirksame immunbiologische Behandlung von Staphylokokken-Mastitiden ist möglich durch

a) Intrazisternale Applikation von Staphylokokkentoxoid
b) Intravenöse Verabreichung von Hochimmunserum
c) Subkutane Injektion von Staphylokokkentoxoid
d) Keine der vorstehenden Antworten ist richtig

471 1. Die lokale Behandlung einer akuten Mastitis mit einem Antibiotika-präparat, das zusätzlich Dexamethason enthält, ist bei Kühen im letzten Drittel der Gravidität kontraindiziert,

weil

2. auch nach intrazisternaler Applikation von Glukokortikoiden Aborte auftreten können

a) 1 richtig, 2 falsch
b) 1 falsch, 2 richtig
c) 1 und 2 falsch
d) 1 und 2 richtig, aber Verknüpfung falsch
e) 1 und 2 und Verknüpfung richtig

472 Ein Milchlieferant erhält eine Beanstandung, weil der Keimgehalt (die Keimzahl) der abgelieferten Milch zu hoch ist.
Welche Maßnahme empfehlen Sie ihm?

a) Eruieren der „schuldigen" Kuh mittels CMT (California-Mastitis-Test)
b) Bakteriologische Untersuchung der Milch von allen Kühen
c) Überprüfung der Melkmaschinenfunktion
d) Überprüfung des gesamten Milchgewinnungsprozesses unter Berücksichtigung hygienischer Belange (Melkakt, Kühlung, Reinigung des Milchgeschirrs)

473 Welches der folgenden Antibiotika ist bei einer penicillinresistenten Staphylokokken-Mastitis als Alternative in erster Linie zu berücksichtigen?

a) Oxacillin, Cloxacillin
b) Ampicillin
c) Makrolide
d) Neomycin
e) Chlortetracyclin

474 1. In Betrieben mit einem Anteil von 10 % chronisch infizierter Euterviertel sollten ausnahmslos alle Kühe mit Antibiotika trockengestellt werden,

weil

2. die Behandlungserfolge bei subklinischen Mastitiden unter Anwendung der sogenannten Dry-Cow-Therapie am besten sind

a) 1 richtig, 2 falsch
b) 1 falsch, 2 richtig
c) 1 und 2 falsch
d) 1 und 2 richtig, aber Verknüpfung falsch
e) 1 und 2 und Verknüpfung richtig

475 Die optimale Arzneiform zur intrazisternalen Behandlung einer akuten Mastitis ist

a) Die wäßrige Suspension, da sie das Parenchym besser durchdringt
b) Die ölige Lösung, da sie wegen des geringeren spezifischen Gewichtes bis in die proximalen Drüsenabschnitte gelangt
c) Die Salbe, da sie eine protrahierte Wirkungsdauer aufweist
d) Das Spray, da die Treibgase eine bessere Verteilung des Medikaments im Euter gewährleisten

476 Warum sollte eine antimykotische Therapie nur bei einer hochgradigen Hefe-Mastitis und nach gesicherter Diagnose durchgeführt werden?

477 Welche Antibiotika eignen sich besonders gut zur Behandlung der persistierenden subklinischen Mastitis zum Zeitpunkt des Trockenstellens?

478 Beim Vorliegen einer akuten Mastitis ist eine Behandlung durchzuführen, bevor der Erreger bekannt ist. Welche Antibiotikakombination läßt das breiteste Wirkungsspektrum bezüglich der häufigsten Mastitiserreger erwarten?

479 Euterinfektionen mit Mykoplasmen

a) Werden in der Routinediagnostik nicht erfaßt
b) Sind therapeutisch kaum zu beeinflussen
c) Gehen innerhalb von Tagen von einem Euterviertel auf alle 4 Euterviertel über
d) Gehen mit schweren Störungen des Allgemeinbefindens einher

480 Welche drei der folgenden Antibiotika sind zur Behandlung einer Coli-Mastitis am ehesten geeignet?

a) Ampicillin
b) Neomycin
c) Streptomycin
d) Chlortetracyclin
e) Polymyxin

Milchabflußstörungen, Vermischtes

481 Was versteht man unter Incontinentia lactis?

a) Ungenügende Milchsynthese
b) Einengung der Zitzenzisterne
c) Ungenügende Ausbildung der Drüsenzisterne
d) Spontanes Abfließen von Milch durch den Strichkanal

482 Welches ist die wahrscheinlichste Ursache einer Hartmelkigkeit an allen vier Eutervierteln?

483 Welche der folgenden Faktoren werden für das Aufziehen der Milch verantwortlich gemacht?

a) Erbliche Disposition
b) Rohe Behandlung
c) Schmerzzustände an den Zitzen
d) Oxytocinmangel
e) Psychische Faktoren (z. B. Brunst)
f) Stenosen im Milchgangsystem

484 Eine Kuh auf der Weide zeigt plötzlich Milchmangel. Das Allgemeinbefinden ist ungestört. Palpations- und Sekretionsbefunde des Euters sind o.b.B. Welcher Verdacht ist am ehesten gerechtfertigt?

485 Welches Verfahren ist zur Behandlung der Hartmelkigkeit an einem einzelnen Euterviertel zu empfehlen?

a) Einlegen von Quellstiften in den Strichkanal
b) Unblutige Erweiterung des Strichkanals mit konischen Instrumenten
c) Partielles Einschneiden des Strichkanalschließmuskels
d) Veröden des betroffenen Euterviertels
e) Baldige Ausmerzung der Kuh wegen Aussichtslosigkeit von
   Behandlungen

486 Welche Ursachen können einer Incontinentia lactis zugrunde liegen?

487 Wie beurteilen Sie die Prognose eines operativen Eingriffs zur Behebung
einer hohen Zitzenstenose?

a) Relativ günstig
b) Zweifelhaft
c) Ungünstig

488 Allergien beim erwachsenen Rind gegen die selbst produzierte Milch

a) Sind nicht bekannt
b) Kommen im Zusammenhang mit dem Trockenstellen vor
c) Entstehen in Geburtsnähe
d) Treten auf, wenn Kühe vorübergehend nicht gemolken werden
   (Handel, Ausstellungen)
e) Sind nur nach experimenteller Sensibilisierung möglich

489 Wodurch ist der bei nymphomanen Kühen unter Umständen auftretende
bittere oder ranzige Geschmack der Milch bedingt?

490 Welche Maßnahme ist am zweckmäßigsten, wenn eine ausgedehnte,
zirkuläre oder in der Längsrichtung verlaufende Verdickung und
Verhärtung der Zitzenwand zu einer Einengung des Zitzenlumens und
dadurch zu einer Milchabflußstörung führt?

a) Einlegen von Quellstiften
b) Massieren der Zitze mit antiphlogistischen Salben
c) Intrazisternale Applikation von Glukokortikoiden
d) Trockenstellen des Euterviertels
e) Exzision der veränderten Partien nach Zitzenschnitt

491 Nennen Sie die wichtigsten Maßnahmen zur Verhütung von Euter- und
Zitzenverletzungen!

492 Warum sind ausgedehnte Euterhämatome prognostisch in der Regel sehr
ungünstig zu beurteilen?

493   In welchem Fall ist bei Vorliegen einer schweren Zitzenzertrümmerung
die Zitzenamputation mit Wundverschluß kontraindiziert?

a) Bei frischlaktierenden Kühen
b) Bei bereits infizierten Wunden
c) Bei größerem Blutverlust
d) Bei Vorliegen einer Mastitis in dem entsprechenden Euterviertel

494   Welches der folgenden Hormone kann zur Therapie des Milchaufziehens
verwendet werden?

a) Östrogene
b) Gestagene
c) Oxytocin
d) Prolaktin
e) Androgene

495   Wodurch können ventilartig wirkende Zitzenstenosen entstehen?

496   Welche nichtmedikamentellen Maßnahmen sind bei einem Rind, das
frisch abgekalbt hat und die Milch aufzieht, angezeigt?

497   Welche Maßnahmen sind bei Auftreten des physiologischen Blutmelkens
erforderlich?

a) Kalzium i.v.
b) Vitamin C i.m.
c) Hämostyptika
d) Antibiotika intrazisternal
e) Keine

498   Welche Instrumente sind zur operativen Behandlung der Hartmelkigkeit
besonders geeignet?

499   Eine Kuh weist zwei Tage nach der Abkalbung eine auffällige
Vergrößerung eines Euterviertels auf. Welche Differentialdiagnose
ist außer der Mastitis abzuklären?

500   Tritt bei einem Tier mit ungestörtem Allgemeinbefinden außerhalb des
Puerperiums an einem einzelnen Euterviertel Blutmelken auf, so besteht
in erster Linie Verdacht auf das Vorliegen

a) Einer Mastitis haemorrhagica
b) Einer Leptospirose
c) Einer Blutgerinnungsstörung
d) Eines intramammären Hämatoms

501 An einer Zitze mit einer plötzlich aufgetretenen Milchabflußstörung spüren Sie im Bereich der Fürstenbergschen Rosette eine stecknadelkopfgroße Verhärtung, die geringgradig verschieblich ist. An der Strichkanalöffnung sind eingetrocknete Blutspuren erkennbar. Welches ist Ihre Verdachtsdiagnose?

6. Kälberkrankheiten

Perinatale Probleme, Mißbildungen

502 Was versteht man unter perinataler Mortalität?

503 Unter einer Zwicke (Freemartin) versteht man

a) Ein Kalb mit Hoden und Ovarien
b) Ein männliches Kalb mit weiblichen sekundären Geschlechtsmerkmalen
c) Einen unfruchtbaren weiblichen Partner bei heterosexuellen Zwillingen
d) Ein Kalb mit Hypoplasie der Genitalorgane

504 Wie lange können kolostrale Antikörper unverändert die Darmschleimhaut eines neugeborenen Kalbes passieren?

a) Überhaupt nicht
b) Nur bis zu 12 Stunden post natum
c) Bis zu 36 Stunden post natum
d) Bis zu 4 Tagen post natum

505 Ab welchem Zeitpunkt der Gravidität kann die Prognose quoad vitam für ein zu früh geborenes Kalb relativ günstig gestellt werden?

a) Ab 200. Tag
b) Ab 230. Tag
c) Ab 260. Tag
d) Ab 270. Tag

506 Welche Symptome können bei einem neugeborenen, mit Mykoplasmen infizierten Kalb auftreten?

507 In einem Rinderbestand werden wiederholt nach Extraktion mit verstärkter Zugkraft bei den Neugeborenen Frakturen an den Extremitäten beobachtet, an die die Extraktionsketten angelegt worden waren. Welche Ursache dürfte am wahrscheinlichsten sein?

508 Wie groß ist der Anteil **unfruchtbarer** Kuhkälber bei heterosexuellen Zwillingen?

a) 5-10 %
b) 20-30 %
c) 50-70 %
d) 80-90 %
e) Mehr als 90 %

509 Welches sind die drei wesentlichsten Blutveränderungen bei der Hypoxie des Neugeborenen?

510 Ein nach einer Tragezeit von 272 Tagen durch leichten Auszug entwickeltes, gesund erscheinendes Kalb zeigt etwa 60 Minuten post natum plötzlich folgende Symptome: Festliegen, frequente oberflächliche Atmung, offenstehendes Maul, bläuliche, aus der Maulhöhle heraushängende Zunge, schaumige Speichelansammlung in der Maulhöhle. Welches ist Ihre Diagnose?

511 Nennen Sie Ursachen für die erhöhte perinatale Mortalität bei Zwillingen!

512 Die erstmalige Verabreichung von Kolostrum sollte erfolgen

a) Unmittelbar post natum
b) Innerhalb der ersten 4 Stunden post natum
c) Sobald das Kalb stehen kann
d) Nach dem Abgang der Nachgeburt

513 Welche Pathogenese liegt der Zwickenbildung zugrunde?

514 Wie hoch schätzen Sie die durchschnittliche perinatale Mortalität bei männlichen Kälbern von Färsen?

a) 0,5-1 %
b) 2   -5 %
c) 6   -9 %
d) Mehr als 10 %

515 Welches sind die beiden wichtigsten Sofortmaßnahmen bei einem Kalb mit Asphyxie?

a) Entfernung von Amnionschleim
b) Künstliche Atmung
c) Injektion von Analeptika
d) Insufflation von Sauerstoff

516 Wie kann man bei einem 14 Tage alten weiblichen Partner von heterosexuellen Zwillingen feststellen, ob das Tier vermutlich unfruchtbar sein
wird?

517 Wodurch wird die Spätasphyxie beim neugeborenen Kalb bedingt?

Infektionskrankheiten, Diarrhoe

518 Die Immunkompetenz des Kalbes beginnt

a) Bereits im letzten Drittel der Gravidität
b) Erst bei der Geburt
c) Ab dem 14. Tag post natum
d) Ab der 5. Woche post natum

519 Beim neugeborenen Kalb ist die enterale Resorption von Immunglobulinen aus dem Erstkolostrum von verschiedenen Faktoren abhängig.
Ordnen Sie diese nachfolgend in der Reihenfolge ihrer Bedeutung!

a) Intervall zwischen Geburt und erstmaliger Kolostrumverabreichung
b) Menge des verabreichten Kolostrums
c) Immunglobulinkonzentration im Kolostrum
d) Häufigkeit der Kolostrumverabreichung pro Tag

520 Welches sind die wichtigstenVerlaufsformen der E.-coli-Infektion beim
Kalb?

521 Durch welche Kriterien unterscheidet sich der fütterungsbedingte
Durchfall vom infektiösen?

522 Welches ist die wichtigste Infektionsquelle bei der Pneumokokken-
Infektion des Kalbes?

a) Mensch
b) Kontaminierte Futtermittel
c) Latent infizierte, erwachsene Tiere (Ausscheider)
d) Kälber mit Nasenausfluß und Husten

523 Durchfälle bei Kälbern in den ersten drei Lebenstagen sind häufig infektiös bedingt. Welche der nachstehend aufgeführten Erreger spielen dabei
keine Rolle?

a) E. coli
b) Kryptosporidien
c) Rotaviren
d) Salmonellen
e) Erreger der BVD/MD

524 Ein vier Wochen altes Kalb zeigt plötzlich Durchfall, Inappetenz, leichte Temperaturerhöhung, serösen Nasenausfluß. Trotz antibiotischer Behandlung werden 2 Tage später Anzeichen einer Polyarthritis beobachtet. Welche der folgenden Verdachtsdiagnosen hat die größte Wahrscheinlichkeit?

a) Infektion mit E. coli
b) Salmonellose
c) Bovine Virusdiarrhoe
d) Infektion mit Mycoplasma bovis
e) Metastasen nach Nabelinfektion mit pyogenen Keimen

525 Wie groß ist der tägliche Flüssigkeitsbedarf eines 50 kg schweren Kalbes?

a) 1 Liter
b) 2-3 Liter
c) 4-5 Liter
d) 6-7 Liter

526 Welches ist der wichtigste Faktor bei der Entstehung einer Colisepsis?

a) Orale Infektion mit E. coli bei unsauberer Geburtshilfe
b) Hypo- oder Agammaglobulinämie
c) Perinatale Hypoxie
d) Latente Virusinfektion
e) Mangelhafte Vitaminversorgung

527 Welches sind die wichtigsten diätetischen Maßnahmen bei Kälbern mit Diarrhoe?

528 Eliminieren Sie die **falsche** Aussage bezüglich BVD (Bovine Virusdiarrhoe)!

a) Das BVD-Virus kann intrauterin auf den Feten übergehen
b) Die Auswirkungen auf den Feten sind abhängig vom Zeitpunkt der Gravidität, zu dem das Muttertier die virämische Phase durchmacht
c) Feten können bereits ab der zweiten Hälfte der Trächtigkeit virusneutralisierende Antikörper bilden
d) Die häufigste Auswirkung einer Erkrankung des Muttertiers im letzten Drittel der Gravidität ist der Abort
e) Neugeborene Kälber können in den ersten Lebenstagen an einer akuten, tödlich verlaufenden BVD-Infektion erkranken

529 Beim sogenannten Kälbermilzbrand handelt es sich um eine Infektion mit

a) Bacillus anthracis
b) Clostridium perfringens
c) Pasteurellen
d) Streptococcus pneumoniae

530 In Problembeständen mit erhöhter Kälbersterblichkeit werden die neugeborenen Kälber in den ersten Lebensstunden behandelt. Welche Medikamente werden dabei eingesetzt?

531 Nennen Sie Ursachen für perakute Todesfälle bei Kälbern bis zu einem Alter von 4 Wochen!

532 Mit welcher Methode läßt sich am einfachsten überprüfen, ob ein zwei Tage altes Kalb über einen erniedrigten Serumspiegel an Immunglobulinen verfügt?

a) Zinksulfat-Ausflockungstest (Turbidimetrie)
b) Radialer Immundiffusionstest
c) Bestimmung des Gesamtproteingehalts
d) Refraktometrie

533 Welche der folgenden Maßnahmen würden Sie bei der Einstellung von zugekauften Kälbern in einem Mastbetrieb bevorzugen?

a) Medizinalfutter während 4-6 Tagen
b) Unspezifische Eiweißtherapie
c) Aktive Immunisierung mit polyvalenter Vakzine
d) Passive Immunisierung mit Gammaglobulinen
e) Paramunisierung
f) Keine der vorstehenden Maßnahmen ist geeignet als Prophylaxe gegen Erkrankungen infolge der mit der Umstellung verbundenen Resistenzminderung

534 Welche Veränderungen beim Kalb geben einen Hinweis für das Vorliegen einer BVD-Infektion?

535 Zur Prophylaxe gegen Kälberkrankheiten wird unter anderem auch die Immunisierung tragender Muttertiere mit Vakzinen empfohlen. Wie ist die Wirkung bei einer E.-coli-Infektion zu beurteilen?

a) Mit wechselndem Erfolg
b) Befriedigend
c) Sehr gut

536   Welche der folgenden Maßnahmen ist am ehesten erfolgversprechend in einem Kälbermastbetrieb mit Salmonellose?

a) Verabreichung eines Medizinalfutters mit erhöhtem Antibiotikumanteil während 14 Tagen
b) Vakzination aller neu einzustellenden Kälber
c) Hygienische Maßnahmen (Unterbrechung der Infektionskette)
d) Symptomatische Behandlung aller klinisch kranken Tiere

537   Welche Maßnahme hat am ehesten Aussicht auf Erfolg, in einem Bestand mit BVD die Mortalität bei Kälbern zu senken?

538   Welches sind die wichtigsten medikamentellen Maßnahmen bei der Behandlung eines Kalbes mit **hochgradiger** Diarrhoe?

539   Welche Vorteile hat die ad-libitum-Fütterung (mittels Saugeimer) neugeborener Kälber gegenüber der 2- bis 4maligen Verabreichung von körperwarmer Milch (Kolostrum) mittels Schale oder Tränkeimer?

540   Was verstehen Sie unter dem Begriff „Kälberdiphtheroid"?

541   Wodurch ist eine Omphalophlebitis von einer Omphaloarteriitis oder einer Infektion des Urachus zu unterscheiden?

542   Nennen Sie Beispiele für folgende Stoffgruppen, die zur symptomatischen Behandlung von Durchfällen eingesetzt werden!

a) Adsorbentien
b) Adstringentien
c) Karminativa
d) Enzyme zum Milchabbau
e) Normalisierung der Darmflora

543   Welche klinischen Symptome charakterisieren die Dehydratation?

544   Nennen Sie Gründe dafür, warum ein am Tage der Geburt mit einem Hochimmunserum passiv immunisiertes Kalb trotzdem an einer schweren Diarrhoe erkranken kann!

545   Die Wahrscheinlichkeit einer spontanen Reduktion der Infektionsrate in einem mit Salmonellen verseuchten Mastbetrieb ist

a) Sehr gering
b) Mittelmäßig
c) Sehr groß

546 Welches der folgenden Kriterien hat die größte Aussagekraft zur Beurteilung der Schwere einer Dehydratation?

a) Erythrozyten /mm^3
b) Hämatokrit (MCV)
c) Hämoglobinkonzentration
d) Hämoglobin pro Erythrozyt

547 Wie beurteilen Sie die Durchführbarkeit der intravenösen Dauertropfinfusion beim Kalb?

a) Nicht durchführbar
b) Nur unter Klinikbedingungen durchführbar
c) Auch in der Alltagspraxis durchführbar

548 Welche der folgenden Lösungen ist am besten zur Korrektur einer Azidose geeignet?

a) 0,9 %ige Natriumchloridlösung
b) Isotonische Elektrolytlösung
c) Natriumbikarbonatlösung, 8 %ig
d) Hypertonische Glukoselösung

549 Die Blutuntersuchung bei einem festliegenden Kalb ergibt folgende Befunde: pH 7,1, pCO$_2$ erniedrigt, Bikarbonat erniedrigt. Ihre Interpretation?

Vermischte Probleme

550 Welche der folgenden Kriterien sind bei der Einstellung von Kälbern zur Mast **besonders** zu beachten?

a) Gewicht (Alter)
b) Nabel
c) Körpertemperatur
d) Puls
e) Gelenke
f) Nasenausfluß

551 Ein 3 Monate altes Mastkalb zeigt folgende Symptome: Indigestion, Muskelzittern, Hängeohren, Tränenfluß, Gleichgewichtsstörungen. Welches ist die wahrscheinlichste Verdachtsdiagnose?

a) Tetanus
b) Zerebrokortikalnekrose

c) Hypomagnesämie
d) Tollwut
e) Listeriose

552 Welche der folgenden Faktoren können zur Entstehung der Weiß-muskelkrankheit führen?

a) Überangebot an ungesättigten Fettsäuren
b) Genetische Veranlagung
c) Mangel an Selen
d) Mangel an Vitamin E
e) Mangel an schwefelhaltigen Aminosäuren
f) Mangel an Vitamin A

553 Welche Symptome treten bei neugeborenen Kälbern mit Jodmangel auf?

554 Welche der folgenden Befunde sind bei weiblichen Kälbern ein Hinweis dafür, daß bei der Mast illegal Östrogene verwendet wurden?

a) Fehlendes Follikelwachstum auf den Ovarien
b) Verstärkte follikuläre Aktivität auf den Ovarien
c) Vergrößerung der Gll. vestibulares majores
d) Nachweis azidophiler, kernloser Zellen im Vaginalabstrich

555 Die Zerebrokortikalnekrose wird verursacht durch

a) Ein neurotropes Virus
b) Listeria monocytogenes
c) Haemophilus somnus
d) E. coli
e) Mangel an Thiamin (Vitamin B_1)

556 Welche prophylaktischen Maßnahmen haben sich in Mastbetrieben nach dem Einstellen der Kälber im allgemeinen bewährt?

557 In einem Kälbermastbetrieb treten bei mehreren, vor allem gut genährten Tieren in der 8. bis 12. Lebenswoche Anzeichen einer hämorrhagischen Diathese auf (Apathie, Blutpunkte auf der Mundschleimhaut, blutiger Ausfluß aus Nase, Scheide, After). Welches ist die wahrscheinlichste Verdachtsdiagnose?

a) Dikumarinvergiftung
b) Adlerfarnvergiftung
c) Furazolidonvergiftung
d) Mykotoxikose
e) Kupfervergiftung

558 Welches ist die Methode der Wahl zur Behandlung der Zerebrokortikalnekrose?

559 Die durch eine Hypomagnesämie verursachte gesteigerte neuromuskuläre Erregbarkeit bei Kälbern tritt vor allem auf

a) Bei über 2 Monate alten Kälbern mit reiner Milchnahrung
b) Bei ausschließlicher Ernährung mit Milchaustauschern
c) Bei Aufzuchtkälbern mit ungenügender Aufnahme von Rauhfutter
d) In der Kolostralmilchperiode der Kälber von hypomagnesämischen Muttertieren

560 Welche Veränderungen sind bei männlichen Kälbern ein Hinweis dafür, daß bei der Mast illegal Östrogene verwendet wurden?

561 Ab welcher täglichen Furazolidonaufnahme pro kg Körpergewicht ist beim Kalb nach langfristiger Verabreichung mit dem Auftreten einer klinisch manifesten hämorrhagischen Diathese zu rechnen?

a) 2 mg
b) 4 mg
c) 8 mg
d) 16 mg

562 Welche Methoden werden in den ersten 6 Wochen zur Enthornung der Kälber angewandt?

563 Welcher der folgenden klimatischen Faktoren hat in Kälbermastproblembetrieben in der Regel die größte Bedeutung?

a) Zu tiefe Stalltemperatur
b) Zu hohe Strömungsgeschwindigkeit der Luft
c) Zu hohe relative Luftfeuchtigkeit
d) Zu hoher CO_2-Gehalt der Luft

564 Welche Medikamente sind zur Prophylaxe der nutritiven Muskeldystrophie (Weißmuskelkrankheit) angezeigt?

C. Pferd

1. Physiologie der Fortpflanzung

565 In welchem Alter erreichen Stuten die Zuchtreife?

566 Wie lange dauert im Durchschnitt die Trächtigkeit beim Pferd?

567 Die durchschnittliche Dauer des Sexualzyklus bei der Stute beträgt

    a) 16-18 Tage
    b) 19-23 Tage
    c) 24-28 Tage
    d) 30-35 Tage

568 Beschreiben Sie das Scheidenbild einer rossigen Stute!

569 Die ovulatorische Saison bei der Stute kann vorverlegt werden durch

    a) Verabreichung von eCG (PMSG)
    b) Verabreichung von 17β-Östradiol
    c) Verabreichung von GnRH-Analogen (z.B. Receptal®)
    d) Künstliche Beleuchtung während 16 Stunden täglich

570 Welches ist der übliche Uterusbefund bei der rektalen Untersuchung einer rossigen Stute?

571 1. Das Corpus luteum ist bei der Stute rektal nicht diagnostizierbar,

    weil

    2. es tief im Ovar eingebettet liegt und grundsätzlich nicht über die Ovaroberfläche hinausragt

    a) 1 richtig, 2 falsch
    b) 1 falsch, 2 richtig
    c) 1 und 2 falsch
    d) 1 und 2 richtig, aber Verknüpfung falsch
    e) 1 und 2 und Verknüpfung richtig

572 Welches ist der optimale Zeitpunkt zur Besamung einer Stute?

    a) 2. und 4. Tag der Rosse
    b) Möglichst früh nach der nachgewiesenen Ovulation
    c) Am Ende der Rosse
    d) Nach Abklingen der äußeren Brunsterscheinungen

573 Welche der folgenden Feststellungen trifft **nicht** zu? Stutenmilch enthält im Vergleich zur Kuhmilch

a) Weniger Trockensubstanz
b) Mehr Fett
c) Mehr Laktose
d) Weniger Gesamteiweiß

574 Die erste fertile Rosse nach dem Abfohlen (sogenannte Fohlenrosse) beginnt in der Regel in folgendem Zeitraum:

a) 4.-18. Tag post partum
b) 3-4 Wochen post partum
c) 5-6 Wochen post partum

575 Welche der folgenden Aussagen bezüglich der Wirkung von $PGF_{2\alpha}$ ist falsch?

a) Bei einer Stute mit einem funktionell aktiven Corpus luteum cyclicum bewirkt die Verabreichung von $PGF_{2\alpha}$ innerhalb von 24 Stunden eine Luteolyse
b) In den ersten 4 Tagen nach der Ovulation ist das Corpus luteum refraktär hinsichtlich einer Luteolyse durch $PGF_{2\alpha}$
c) Die Verabreichung von $PGF_{2\alpha}$ führt bei mehr als 90 % der zyklischen Stuten mit einem funktionell aktiven Corpus luteum innerhalb von 5 Tagen zu einer neuen Rosse
d) In einer durch $PGF_{2\alpha}$ induzierten Rosse sind die Konzeptionsaussichten stark vermindert

576 Bei der Stute weist die Dauer der Rosse eine große Variabilität auf. Welche Zeitspannen können als physiologisch angesehen werden?

a) 1 Tag
b) 2 Tage
c) 4 Tage
d) 9 Tage
e) a bis d ist zutreffend

577 In welchem Alter wird die Stute im Durchschnitt geschlechtsreif?

a) 6 Monate
b) 7-10 Monate
c) 12-18 Monate
d) 24 Monate

578 Von wann bis wann dauert die reguläre Decksaison bei Vollblutpferden in Mitteleuropa?

579 Die Verabreichung von hCG am 2. Tag der Rosse

a) Verkürzt die durchschnittliche Dauer der Rosse
b) Verkürzt das Intervall zwischen dem Beginn der Rosse und der Ovulation
c) Verbessert die Konzeptionsergebnisse
d) Ist ohne Einfluß auf Rosse und Konzeptionsergebnisse

2. Trächtigkeitsdiagnose, Fortpflanzungsstörungen

580 In welchem Zeitabschnitt der Trächtigkeit ist ein sonographischer Nachweis des Konzeptus erstmalig möglich?

a) 9.-13. Tag
b) 14.-20. Tag
c) 25.-30. Tag
d) Ab dem 31. Tag

581 Ab wann kann die Trächtigkeit bei der Stute durch einmalige rektale Untersuchung im allgemeinen mit ausreichender Sicherheit festgestellt oder ausgeschlossen werden?

a) 20. Tag
b) 35. Tag
c) 42. Tag
d) 56. Tag

582 Wie hoch ist der Anteil verlängerter Zyklen, wenn der Embryo vor dem 20. Tag post conceptionem abstirbt?

a) 5-10 %
b) 15-20 %
c) 25-30 %

583 In welchem Zeitabschnitt der Trächtigkeit ist bei der Stute eCG (PMSG) im Blut nachweisbar?

a) 20.- 40. Tag
b) 42.-120. Tag
c) 110.-150. Tag
d) Ab 5. Monat

584 1. Bei der Trächtigkeitsuntersuchung der Stute darf der sogenannte Eihautgriff **nicht** angewandt werden

weil

2. bei der graviden Stute die Amnionblase vollständig von der Allantoisblase umschlossen wird

a) 1 richtig, 2 falsch
b) 1 falsch, 2 richtig
c) 1 und 2 falsch
d) 1 und 2 richtig, aber Verknüpfung falsch
e) 1 und 2 und Verknüpfung richtig

585 Mit welchen Verfahren wird eCG im Serum nachgewiesen?

586 Auf welchen Befunden beruht die rektale Frühdiagnose der Trächtigkeit bei der Stute?

587 Welches ist die wichtigste Ursache für die Entstehung fälschlich positiver Ergebnisse beim eCG-Nachweis?

588 Wo wird das für die Erhaltung der Trächtigkeit notwendige Progesteron bei der Stute gebildet?

589 Welche Scheidenbefunde sprechen im allgemeinen für das Vorliegen einer Trächtigkeit bei der Stute?

590 Welche Ursachen können zu einem fälschlich negativen Befund beim eCG-Nachweis führen?

591 Welches ist die wichtigste Voraussetzung für den Erfolg einer Uterusbehandlung mit Antibiotika?

a) Bakteriologische Untersuchung einer Uterustupferprobe
b) Zytologische Untersuchung eines Abstrichs vom Endometrium
c) Antibiogramm für die aus der Tupferprobe isolierten Keime
d) Normale Topographie der Labien

592 Wie überprüfen Sie bei einer Stute mit Symptomen der sogenannten Wildrossigkeit oder Nymphomanie, ob eine Kastration vermutlich erfolgreich sein wird?

593 Welche der folgenden Maßnahmen gehört routinemäßig zur Untersuchung einer Stute auf Zuchttauglichkeit?

a) Serologische Untersuchung bezüglich Salmonella abortus equi
b) Serologische Untersuchung bezüglich Virusabort
c) Zytologische Untersuchung eines Schleimhautabstrichs aus dem Uterus
d) Entnahme einer Tupferprobe aus Uterus oder Zervix zur bakteriologischen Untersuchung
e) Entnahme einer Tupferprobe aus der Klitorismulde

594 Welcher der folgenden Erreger spielt bei der Sterilität der Stuten die größte Rolle?

a) Streptococcus equi
b) Streptococcus equi subsp. zooepidemicus
c) Klebsiellen
d) Staphylokokken
e) Taylorella equigenitalis

595 Welcher Erreger erzeugt die kontagiöse equine Metritis (Contagious Equine Metritis, CEM)?

a) Klebsiella pneumoniae
b) Streptococcus equi subsp. zooepidemicus
c) Taylorella equigenitalis
d) Staphylococcus aureus
e) Pseudomonas aeruginosa

596 Welches sind die wichtigsten Faktoren, die in der Landespferdezucht häufig zu unbefriedigenden Trächtigkeitsraten führen?

597 Welche Methoden sind geeignet zur Behandlung einer Pneumovagina bei der Stute?

a) Vorhofplastik nach Götze
b) Kastration
c) Scheidenspülungen
d) Einziehen eines Bühnerbandes
e) Caslick-Operation

598 Welche der folgenden Medikamente sind zur Behandlung der Azyklie bei der Stute geeignet?

a) Chlormadinonacetat, während 20 Tagen je 10-15 mg per os
b) Östradiolbenzoat, 1-3 mg i.m.
c) Prostaglandin $F_{2\alpha}$ oder Analoge, eventuell wiederholt nach 10 Tagen
d) eCG, 1000 I.E. s.c.

599 Der durchschnittliche Anteil der Stuten mit embryonalem Fruchttod beträgt

a) Weniger als 1 %
b) 3- 5 %
c) 7-15 %
d) Mehr als 20 %

600 Mit welchen Erkrankungsformen ist in einem Gestüt nach einer EHV 1-Infektion zu rechnen?

a) Fieberhafter Katarrh der oberen Luftwege
b) Infektion des Genitalapparats mit Aborten bei tragenden Stuten
c) Sporadisch auftretende Paresen und Paralysen

601 Welche der folgenden Erreger haben beim Pferd venerischen Charakter (besondere Affinität zu den Geschlechtsorganen, Übertragung fast ausschließlich durch den Deckakt, ausnahmsweise auch als „Schmierinfektion")?

a) Taylorella equigenitalis
b) Equines Herpesvirus I
c) Equines Herpesvirus III
d) Trypanosoma equiperdum
e) Streptococcus equi

602 Welche nichthormonellen Behandlungen haben bei einer anöstrischen Stute gute Erfolgsaussichten?

603 Die Ursache des equinen Coitalexanthems (Exanthema vesiculosum coitale, Bläschenseuche) ist eine

a) Infektion mit Sc. equi (Deckdruse)
b) Virusinfektion
c) Unspezifische Infektion des Vestibulums und der Labien
d) Infektion mit Trypanosoma equiperdum (Beschälseuche)

604 Die Prognose einer perforierenden Scheidenverletzung mit Netzvorfall, 2 Stunden nach dem Decken, ist im allgemeinen

a) Günstig
b) Zweifelhaft
c) Ungünstig
d) Infaust

605 Der Verschluß des dorsalen Drittels der Schamspalte bei der Stute wird bezeichnet als

a) Scheidenverschluß nach Bühner
b) Scheidenverschluß nach Nüesch
c) Caslick-Operation
d) Scheidenverschluß nach Flessa

606 Welche der folgenden Aussagen bezüglich CEM 77 sind falsch?

a) Der Erreger gehört zu den gramnegativen Kokken
b) Die Übertragung erfolgt ausschließlich durch den Deckakt
c) Frisch infizierte Stuten zeigen bereits 1 bis 2 Tage nach dem Decken schleimig-eitrigen Scheidenausfluß
d) Frisch infizierte Hengste zeigen 2 bis 3 Tage post infectionem Anzeichen einer akuten Balanoposthitis
e) Infizierte Stuten können den Erreger während Monaten symptomlos beherbergen

3. Gravidität, Geburt, Puerperium

607 Eliminieren Sie die **falsche** Aussage bezüglich Zwillingsgravidität bei der Stute!

a) Nach Doppelovulation mit anschließender Befruchtung kommt es meistens zur Resorption des einen Embryos
b) Zwillingsgraviditäten führen in den meisten Fällen zu einer vorzeitigen Geburt
c) Zwillingsgraviditäten sind in der Pferdezucht wegen des Wertes der Fohlen besonders geschätzt
d) Der Anteil der Doppelovulationen bei der Stute beträgt mehr als 10 %

608 Welches sind die beiden wichtigsten Aborterreger bei der Stute?

a) Salmonella abortusequi
b) Streptococcus equi subsp. zooepidemicus
c) Schimmelpilze
d) Rhinopneumonitis-Virus
e) Pilze
f) Streptococcous equi

609 Der Anteil der ante partum (in der zweiten Hälfte der Trächtigkeit) auftretenden Torsionen des Uterus, bezogen auf alle Uterustorsionen, beträgt

a) Weniger als 1 %
b) 3- 5 %
c) 10-20 %
d) Mehr als 40 %

610 Eliminieren Sie die **falsche** Aussage bezüglich Rhinopneumonitis!

a) Das Rhinopneumonitis-Virus gehört zur Gruppe der Herpesviren
b) Die Begriffe „Rhinopneumonitis" und „Pferdeinfluenza" sind synonym
c) Beim erwachsenen Pferd verläuft die akute Phase der Rhinopneumonitis im allgemeinen inapparent
d) Das Intervall zwischen Primärinfekt und Abort kann bis zu 4 Monaten betragen
e) Die Immunität nach überstandener Erkrankung ist relativ kurzdauernd

611 Bei einer unerwünscht gedeckten Stute empfiehlt sich welche der folgenden Maßnahmen?

a) Intrauterine Infusion von 100 ml Lugolscher Lösung innerhalb der ersten 14 Tage nach der Belegung
b) Implantationsverhütung durch Injektion von 20 mg Östradiolbenzoat innerhalb der ersten 6 Tage nach der Belegung
c) Injektion von 5 mg Flumethason innerhalb der ersten 3 Wochen
d) Injektion von Prostaglandin $F_{2\alpha}$ oder eines $PGF_{2\alpha}$-Analogs zwischen dem 10. und 15. Tag nach dem Decken

612 In welchem Stadium der Trächtigkeit erfolgt im allgemeinen der Virusabort bei der Stute?

a) 2.- 3. Monat
b) 4.- 5. Monat
c) 6.- 7. Monat
d) 8.-11. Monat

613 Die Verabreichung eines Depotgestagens an eine Stute zwischen dem 20. und 60. Tag nach dem Decken

a) Vermindert das Risiko einer Fruchtresorption
b) Führt zu einer Erhöhung der embryonalen Mortalität
c) Ist ohne Einfluß auf die Abfohlergebnisse

614 Eine Stute stirbt innerhalb von 2 Stunden nach der Abfohlung. Es besteht in erster Linie Verdacht auf

a) Darmruptur
b) Lungenembolie
c) Thrombose der V. cava caudalis
d) Ruptur der A. uterina
e) Uterusruptur

615 Welche der folgenden Aussagen bezüglich Virusabort trifft **nicht** zu? Bei Fehl- und Frühgeburten, die durch das Rhinopneumonitis-Virus verursacht werden, kann man an den abortierten Fohlen sowie der Placenta fetalis folgende Veränderungen finden:

a) Seröses Pleuraexsudat
b) Unregelmäßig begrenzte, nekrotische Veränderungen des Chorions
c) Markantes Lungenödem
d) Stippchenförmige Nekrosen in der Leber
e) Intranukleare Einschlußkörperchen in der Leber und in den Lungenalveolen

616 Innerhalb welcher Zeit sollte bei der Stute die Austreibungsphase spätestens beendet sein?

a) 10 Minuten
b) 30 Minuten
c) 2 Stunden
d) 6 Stunden

617 Wie behandelt man eine Stute mit Torsio uteri ante partum?

618 Welche prophylaktischen Maßnahmen können bei der Stute zur Verhinderung des Virusaborts getroffen werden?

619 Welche der folgenden puerperalen Komplikationen wird bei der Stute am häufigsten beobachtet?

a) Sepsis
b) Geburtsrehe
c) Geburtsrauschbrand
d) Tetanus

620 Welche der folgenden Pharmaka sind am besten geeignet, um bei einer Stute, die länger als 330 Tage trächtig ist, die Geburt einzuleiten?

a) Prostaglandin $F_{2\alpha}$ oder $PGF_{2\alpha}$-Analoge

b) Oxytocin
c) Östradiol
d) Flumethason

621 Innerhalb welcher Zeit sollte bei der Stute die Nachgeburt abgehen?

a) Unmittelbar post partum
b) 90 Minuten post partum
c) 3-6 Stunden post partum
d) 6-12 Stunden post partum

622 Welches ist die häufigste Indikation zur Durchführung einer Schnittentbindung bei einer Stute?

623 Welches ist das zuverlässigste Kriterium für den Geburtseintritt innerhalb von 6-12 Stunden bei einer Stute?

a) Einfallen der Flanken
b) Harztröpfchen
c) Einfallen der Beckenbänder
d) Temperaturabfall

624 Eine Stute zeigt 36 Stunden post partum folgende Symptome: Inappetenz, Zittern der Ankonäenmuskulatur, Abkühlung der Haut, Temperatur 39,5-41°C, Puls 80-120/Min., Tendenz zum Liegen. Innerhalb weniger Stunden verschlimmert sich das Krankheitsbild zusehends. Welches ist Ihre Verdachtsdiagnose?

625 Warum sind bei der Retentio secundinarum der Stute die Eihäute unbedingt und in toto abzulösen?

626 Welches sind die beiden häufigsten Geburtskomplikationen bei der Stute?

a) Fehlerhafte Haltungen
b) Torsio uteri
c) Fehlerhafte Lagen
d) Fehlerhafte Stellungen
e) Relativ und absolut zu große Frucht
f) Zwillinge

627 Welches ist die wichtigste Maßnahme im Anschluß an das Ablösen der Nachgeburt bei der Stute?

a) Einlage von Antibiotika in den Uterus
b) Applikation von Antihistaminika

c) Applikation von Glukokortikoiden
d) Applikation von Tetanusantitoxin
e) Spülen des Uterus mit 0,9 %iger NaCl-Lösung (etwa 50°C)

628 Die zwei häufigsten Geburtsverletzungen bei der Stute sind

a) Uterusruptur
b) Zervixruptur
c) Dammrisse
d) Scheidenmastdarmwunden
e) Nervenquetschungen
f) Beckenfrakturen

629 Welcher grundsätzliche Unterschied zwischen Stute und Rind ist zu beachten, wenn bei der Schnittentbindung der Uterus geöffnet wird?

630 Bei einer Stute, die schon wiederholt gefohlt hat, kann eine Frucht in Hinterendlage trotz starker Wehentätigkeit und verstrichener Zervix nicht spontan geboren werden. An welche Komplikation ist in erster Linie zu denken?

631 Welcher der folgenden Maßnahmen ist im Initialstadium einer Retentio secundinarum bei der Stute der Vorzug zu geben?

a) Intravenöse Verabreichung von 30-50 I.E. Oxytocin im Dauertropf
b) Manueller Abnahmeversuch
c) Intrauterine Einlage von Antibiotika
d) Parenterale Verabreichung von Antibiotika

632 Bei der Stute sind Schwergeburten infolge eines Mißverhältnisses zwischen der Größe der Frucht und der Weite des mütterlichen Beckens

a) Sehr selten
b) Regelmäßig vorkommend
c) Die häufigste Geburtskomplikation

633 Nennen Sie a) Ätiologie, b) Pathogenese und c) Prophylaxe der Geburts -rehe (Pododermatitis acuta toxica puerperalis) beim Pferd!

4. Fohlenkrankheiten

634 Ab welchem Zeitpunkt der Trächtigkeit kann die Prognose quoad vitam bei einem zu früh geborenen Fohlen relativ günstig gestellt werden?

635 Bei neugeborenen Fohlen, die im Fesselgelenk übermäßig durchtreten (Bärentatzigkeit), ist die Prognose hinsichtlich einer spontanen Besserung

a) Günstig
b) Zweifelhaft
c) Ungünstig

636 Ein 2 Tage altes Hengstfohlen zeigt folgende Krankheitssymptome: Nachlassen der Sauglust, Krümmung der Lende und der Kruppe, Drängen zum Kotabsatz und vermehrtes Liegen, Kolikerscheinung, Ermattung, Atemnot.
An welche Erkrankung muß vorrangig gedacht werden?

a) Atresia ani
b) Darmpechverhaltung
c) Ileus
d) Infektion mit Actinobacillus equuli

637 Welche Pathogenese liegt dem Icterus neonatorum der Fohlen zugrunde?

638 Sie werden zu einem Fohlen zugezogen, welches am 9. Tag post natum Durchfall aufweist. Ihr erster Verdacht lautet

a) Omphalogene Infektion mit Streptokokken
b) Enterale Infektion mit E. coli
c) Rosse der Stute
d) Mastitis der Stute

639 Ein gesund geborenes Fohlen weist am 3. Lebenstag eine fieberhafte Allgemeinerkrankung mit zunehmender Apathie auf.
Welche der folgenden Verdachtsdiagnosen hat die größte Wahrscheinlichkeit?

a) Infektion mit E. coli
b) Infektion mit Actinobacillus equuli
c) Infektion mit β-hämolysierenden Streptokokken
d) Inkompatibilität zwischen kolostralen Antikörpern und fetalen Erythrozyten

640 Welches ist die Methode der Wahl zur Behandlung eines Fohlens mit Anzeichen eines hämolytischen Ikterus?

641 Welche Symptome werden beim Fehlanpassungssyndrom (neonatal maladjustment syndrome) des Fohlens beobachtet?

642 Welche der folgenden prophylaktischen Maßnahmen betrachten Sie als
        sinnvoll bei einer Stute, bei der bereits ein Fohlen an einer Strepto-
        kokkeninfektion verendet ist?

        a) Wiederholte Vakzinierung der Stute in der 2. Hälfte der Gravidität
        b) Passive Immunisierung des Fohlens unmittelbar nach der Geburt
        c) Aktive Immunisierung des Fohlens unmittelbar nach der Geburt
        d) Verabreichung von Antibiotika in den ersten Lebenstagen

643 Die präformierte Rißstelle der Nabelschnur beim Fohlen liegt in folgender
        Entfernung vom Hautnabel:

        a) 2- 4 cm   c) 15-20 cm
        b) 9-12 cm   d) 25-30 cm

D. Schwein

1. Physiologie der Fortpflanzung

644 Wie bezeichnet man den Zyklustyp des Schweines?

 a) Monöstrisch
 b) Diöstrisch
 c) Saisonbedingt polyöstrisch
 d) Ganzjährig polyöstrisch

645 Welche beiden Kriterien bestimmen vorrangig die Zuchtreife eines Schweines der europäischen Rassen?

 a) Rasse
 b) Gewicht der Tiere
 c) Alter der Tiere
 d) Jahreszeit
 e) Fütterung und Haltung

646 Die optimale Paarungszeit bezüglich Konzeption und Erhaltung großer Würfe beim Schwein liegt:

 a) Zu Beginn der Deckbereitschaft
 b) 1 Tag nach Brunstbeginn
 c) Gegen Ende der Brunst, wenn die Hyperämisierung der Vulva zurückgeht

647 Nennen Sie Dauer und wichtigste Symptome der Vorbrunst beim Schwein!

648 In welchem Alter wird ein Schwein einer europäischen Rasse geschlechtsreif?

 a)   12 Monate
 b) 9-10 Monate
 c) 6- 9 Monate
 d) 3- 4 Monate

649 Welche Symptome zeigt eine Sau in der Vollrausche?

650 Wie lange dauert im Durchschnitt die Vollrausche beim Schwein?

 a) 12 Stunden

b) 1-2 Tage
c) 3-4 Tage

651 Welche Faktoren führen zur Verlängerung des Absetz-Brunstintervalls?

652 Kann durch „Flushing" bei der Sauenfütterung (erhöhte Energiezufuhr um die Zeit des Deckens) die Fruchtbarkeitsleistung gesteigert werden?

653 Weshalb ist eine Brunstsynchronisation beim Schwein durch $PGF_{2\alpha}$ oder $PGF_{2\alpha}$-Analoge in der Praxis nicht möglich?

654 Innerhalb welcher Zeit nach dem Absetzen der Ferkel ist beim Schwein mit einem erneuten Brunstauftreten zu rechnen?

a) Innerhalb der ersten Woche
b) Nach 1-2 Wochen
c) Nach 3-4 Wochen
d) Nach 5-6 Wochen

655 In welchen zeitlichen Abständen sollte die Geburt der einzelnen Ferkel erfolgen?

656 Wie beurteilen Sie beim Schwein die Konzeptionschancen nach Abschluß des Puerperiums bei einer Bedeckung oder Besamung in der ersten Brunst nach dem Absetzen der Ferkel?

a) Gut
b) Mäßig
c) Schlecht

2. Trächtigkeitsdiagnose, Fortpflanzungsstörungen

657 Die rektale Trächtigkeitsdiagnose beim Schwein beruht auf dem Nachweis welcher Kriterien?

a) Verdickte A. uterina
b) Gefäßschwirren der A. uterina
c) Gefäßschwirren der A. iliaca externa
d) Palpation der Früchte

658 Welche Bedeutung haben die Buchstaben des Wortes „SMEDI" im Begriff „SMEDI-Viren"?

659 Mit welchen physikalischen Verfahren kann beim Schwein die Trächtigkeit zwischen der 5. und 8. Graviditätswoche mit einer Sicherheit von mehr als 90 % festgestellt werden?

a) Röntgen
b) Sonographie
c) Ultraschall-Doppler-Technik
d) Bestimmung der elektrischen Leitfähigkeit des Vaginalsekrets
e) Ultraschall-Echolot-Technik

660 Welches sind die beiden häufigsten ovariellen Störungen beim Schwein?

a) Afunktion der Ovarien
b) Corpus luteum persistens
c) Ovarialzysten
d) Verzögerte Ovulation

661 Welches sind die drei wichtigsten Infektionskrankheiten, die beim Schwein zu Aborten führen können?

a) Schweinepest
b) Listeriose
c) Leptospirose
d) Seuchenhafter Spätabort (Lelystad-Virus)
e) Rotlauf
f) Salmonellose

662 Bei gehäuftem Umrauschen der Sauen in einem Zuchtbetrieb besteht in erster Linie Verdacht auf

a) Fütterungsfehler
b) Embryonalen Fruchttod
c) Virusinfektion
d) Herabgesetzte Fruchtbarkeit des Ebers

663 Wie hoch schätzen Sie die durchschnittliche intrauterine Sterblichkeit beim Schwein (gemessen an der Zahl der Corpora lutea im Vergleich zur Zahl lebender Früchte) bis zum Partus?

a) Weniger als 5 %
b) 5-10 %
c) 20-30 %
d) Etwa 40 %

664 Ab welchem Zeitpunkt der Gravidität eignet sich die Vaginalbiopsie zum Trächtigkeitsnachweis beim Schwein?

   a) 21. Tag
   b) 31. Tag
   c) 42. Tag
   d) 56. Tag

665 In welchem Zeitraum können sich SMEDI-Virusinfektionen beim Muttertier nachteilig auf die Fruchtbarkeitsleistung auswirken?

666 Welches ist die wichtigste Ursache für das Umrauschen von Erstlingssauen?

667 Ordnen Sie die angeführte durchschnittliche Sterilitätsrate dem unterschiedlichen Alter zu!

   1. Altsau
   2. Jungsau

   a) 20-25 %
   b) 12-14 %
   c) Gleiche Werte um 5 % für beide Altersklassen zutreffend

668 Beim Schwein werden Ovarialzysten häufig beobachtet nach Applikation von

   a) Gestagenen
   b) Östrogenen
   c) Methallibure
   d) Gonadotropinen
   e) Oxytozin

669 Welche der folgenden Methoden zu einer möglichst frühzeitigen Trächtigkeitsfeststellung beim Schwein haben sich in der Praxis bewährt?

   a) Rektale Untersuchung
   b) Vaginalbiopsie
   c) Östrogenbestimmung im Harn
   d) Registrierung des Nabelpulses oder der fetalen Herzkontraktionen mit Hilfe eines Ultraschall-Doppler-Geräts
   e) Registrierung der Fruchtblasen mittels Ultraschall-Echolot-Geräten
   f) Sonographische Graviditätsdiagnose

670 Welches sind die beiden häufigsten Ursachen für einen Prolapsus vaginae beim Schwein?

  a) Schwergeburt
  b) Fehlerhafte Ernährung
  c) Verschleppte Geburt
  d) Erbliche Veranlagung
  e) Postpartale Atonie des Uterus

671 Welche der folgenden Hormone haben sich zur Behandlung der Anöstrie am besten bewährt?

  a) Gestagene
  b) Östrogene
  c) eCG
  d) hCG
  e) Kombination von eCG und hCG
  f) Kombination von hCG und Östrogenen

672 Welchen der 4 aufgeführten Ursachenkomplexen kommt für das Ausbleiben der Brunst nach dem Absetzen der Ferkel (Atrophie oder zystöse Degeneration der Ovarien) eine Bedeutung zu?

  a) Fütterungsfehler während der Säugezeit (energetische Über- oder Unterversorgung)
  b) Haltungsfehler (zu enger Besatz, mangelnde sexuelle Stimulierung, fehlender Eberkontakt)
  c) Chronische Krankheiten einschließlich Parasitosen
  d) Falsch terminierte Hormonbehandlungen (Gonadotropine als „Zyklusstarter" bei übersehenem Zyklus)

3. Geburt, Puerperium

673 Welche zwei der aufgeführten Geburtsstörungen werden beim Schwein am häufigsten beobachtet?

  a) Juveniles Becken
  b) Primäre und sekundäre Wehenschwäche
  c) Lage- und Stellungsanomalien
  d) Ungenügende Öffnung der Zervix
  e) Mechanische Geburtshindernisse

674 Welche klinischen Symptome sprechen für das Vorbereitungsstadium der Geburt beim Schwein?

675 Welche Vorteile erwartet man von der medikamentellen Geburtsauslösung beim Schwein (Synchronisation des Abferkelns)?

676 Wie lange dauert bei einem normalen Puerperium des Schweines der sichtbare Lochialausfluß aus der Scheide?

 a) 1- 3 Tage
 b) 5- 6 Tage
 c) 8-10 Tage
 d) 12-14 Tage

677 Innerhalb welchen Zeitraums sollte die Austreibungsphase beim Schwein in der Regel beendet sein?

 a) 2-3 Stunden
 b) 5 Stunden
 c) 8 Stunden
 d) 12 Stunden

678 Warum sollen Sauen, die während der Hochträchtigkeit nicht fixiert aufgestallt waren, erst 5 Tage vor dem zu erwartenden Abferkeltermin im Abferkelstand fixiert werden?

679 Was versteht man unter dem Begriff „Puerperalpsychose"?

680 Wie häufig wird eine Retentio secundinarum beim Schwein beobachtet?

 a) Nie
 b) Sehr selten
 c) Häufig nach verschleppten Geburten
 d) Vermehrt nach Geburtsauslösung mit $PGF_{2\alpha}$

681 Welches ist die Methode der Wahl zur medikamentellen Geburtsauslösung beim Schwein?

682 Wie hoch ist die durchschnittliche perinatale Sterblichkeit (Ferkel werden tot geboren oder sterben während der ersten 3 Lebenstage)?

 a) 7 %
 b) 15 %
 c) 20 %
 d) 25 %

683 Wann erfolgt in der Regel ein Gebärmuttervorfall beim Schwein?

a) Sub partu
b) Unmittelbar post partum
c) 8-12 Stunden post partum
d) 1-2 Tage post partum

684   1. Die Erfolgsaussichten einer spezifischen Immunprophylaxe gegen das MMA-Syndrom beim Schwein sind gering,

weil

2. eine Vielzahl von verschiedenen Erregern am Infektionsgeschehen beteiligt ist

a) 1 richtig, 2 falsch
b) 1 falsch, 2 richtig
c) 1 und 2 falsch
d) 1 und 2 richtig, aber Verknüpfung falsch
e) 1 und 2 und Verknüpfung richtig

685   Welche Beobachtungen sprechen dafür, daß bei der Sau die Austreibungsphase beendet ist?

686   Ein Schwein zeigt drei Tage post partum übelriechenden Scheidenausfluß, Temperaturerhöhung auf 40°C, Apathie, Inappetenz, gespanntes Gesäuge und Rückgang der Milchsekretion bei kaum verändertem Milchcharakter. An welche Erkrankung müssen Sie denken?

687   Sind bei der Schnittentbindung beim Schwein nach Entfernung der Feten die noch festsitzenden Eihäute abzulösen?

a) Nein
b) Ja

688   Wie beurteilen Sie die Überlebenschancen beim Uterusvorfall des Schweines nach Vornahme einer Gebärmutteramputation?

a) Günstig
b) Ungünstig
c) Aussichtslos

689   Welche Dosierung von Oxytocin ist zur Anregung der Wehentätigkeit zu empfehlen?

a)   3- 5 I.E.
b)   10 I.E.
c) 15-20 I.E.

690 Nennen Sie drei wesentliche Maßnahmen zur Vorbeuge gegen den MMA-Komplex der Mutterschweine!

691 Befund bei einer hochtragenden Sau: Einschießen der Milch, vor einigen Tagen Wehentätigkeit, die schwach und von kurzer Dauer war, angestrengte Atmung, hochgradige Unruhe, Schlagen mit dem Schwanz, Zähneknirschen, Kaubewegungen.
Verdachtsdiagnose?

692 Welche der folgenden Erreger sind bei puerperalen Mastitiden bei der Sau am häufigsten beteiligt?

a) Staphylokokken
b) Streptokokken
c) E. coli
d) Klebsiella pneumoniae

693 Welches ist die häufigste Komplikation nach manueller Geburtshilfe beim Schwein?

694 Was verstehen Sie unter „fäkaler Futterkontamination" im Rahmen prophylaktischer Maßnahmen im Ferkelerzeugerbetrieb?

4. Krankheiten der Saugferkel

695 Am 3. Tag post natum zeigen sich bei einem Wurf von 14 Ferkeln folgende Symptome: Saugunlust, Zittern, gefältelte trockene Haut, allgemeine Schwäche, Taumeln.
Welches ist Ihre Verdachtsdiagnose?

a) TGE (Transmissible Gastroenteritis)
b) Ernährungsbedingte Muskeldystrophie (Weißfleischigkeit)
c) Aujeszkysche Krankheit
d) E.-coli-Infektion
e) Baby Pig Disease
f) Zitterkrankheit

696 Welche therapeutischen (a) und prophylaktischen (b) Maßnahmen sind bei Vorliegen einer Staphylococcus-hyicus-Infektion der Ferkel (Ferkelruß, Pechräude) indiziert?

697 Welches ist die häufigste Verlaufsform der Coli-Infektion bei Saugferkeln?

a) Septikämie
b) Diarrhoe
c) Enterotoxämie
d) Polyarthritis
e) Meningitis

698 Worauf deuten Backenverletzungen bei wenige Tage alten Ferkeln?

699 In einem Zuchtbetrieb erkranken die Ferkel in den ersten 10 Lebenstagen plötzlich an einem hochinfektiösen Durchfall, verbunden mit starker Unruhe. Innerhalb von 2 Tagen gehen ganze Würfe ein. Welches ist die wahrscheinlichste Verdachtsdiagnose?

a) Salmonellen
b) Coli-Enterotoxämie
c) TGE (Transmissible Gastroenteritis)
d) Schweinepest

700 Was versteht man unter dem Begriff „Talfan Disease" beim Ferkel?

701 Welche Prognose hat die Transmissible Gastroenteritis der Saugferkel?

a) Günstig
b) Ungünstig
c) Infaust

702 Welche der folgenden bei Saugferkeln auftretenden Erkrankungen ist nicht erblich bedingt?

a) Zitterkrankheit
b) Nässendes Ekzem
c) Kryptorchismus
d) Epitheliogenesis imperfecta

703 Welches ist die wichtigste prophylaktische Medikation beim neugeborenen Ferkel in Beständen ohne spezifische Problematik?

a) Verabreichung eines Eisenpräparats
b) Verabreichung eines Vitamingemisches
c) Verabreichung von Hochimmunserum
d) Unspezifische Eiweißtherapie beim Muttertier zur Verhinderung der Mastitis

704 Welche der folgenden Faktoren können zur Entstehung der „Baby Pig Disease" führen?

a) Milchmangel des Mutterschweins
b) Erbliche Disposition
c) Bösartigkeit des Mutterschweins
d) Zu kalter Stall
e) Energetische Unterversorgung des Mutterschweins
f) Eisenmangel

705 Welche der folgenden Faktoren sind an der Pathogenese der Eisenmangelanämie der Saugferkel beteiligt?

a) Geringe Eisenkonzentration in der Sauenmilch
b) Erhöhter Eisenbedarf im Wachstum
c) Unzureichende endogene Eisenreserve
d) Fehlende Möglichkeit einer zusätzlichen Eisenversorgung
e) a bis d ist zutreffend

706 In einem Wurf von zehn 6 Tage alten Ferkeln zeigen 4 Tiere Nachhandschwäche und hundesitzige Stellung, 2 weitere Ferkel sind festliegend; sie zeigen rudernde Bewegungen mit den Gliedmaßen, unterbrochen von minutenlangen tonisch-klonischen Krämpfen des gesamten Körpers. Drei Ferkel sind bereits gestorben. Welches ist Ihre Verdachtsdiagnose?

E. Schaf, Ziege

1. Physiologie der Fortpflanzung

707 Bezüglich des Auftretens der Brunst gehören Schaf und Ziege im allgemeinen zu den

a) Monöstrischen Tieren
b) Ganzjährig polyöstrischen Tieren
c) Saisonbedingt polyöstrischen Tieren

708 Die durchschnittliche Dauer des Sexualzyklus beim Schaf beträgt

a) 12-15 Tage
b) 16-17 Tage
c) 20-21 Tage
d) 26-28 Tage

709 Welches der folgenden äußeren Brunstsymptome ist beim Schaf zur Brunsterkennung besonders geeignet?

a) Schwellung und Rötung der Scham
b) Schleimabgang
c) Bespringen anderer Tiere
d) Duldungsreflex gegenüber einem Bock

710 Wodurch wird bei Schafen, bei denen der Zyklus nicht saisonal gesteuert wird, das Intervall „Partus - erster Zyklus" primär beeinflußt?

711 Der Beginn und die Dauer der Sexualsaison sind teilweise abhängig von

a) Abnehmender Tageslichtlänge
b) Zunehmender Tageslichtlänge
c) Gleichbleibender Tageslichtlänge

712 In welchem Alter erreichen Schafe im allgemeinen die Zuchtreife?

a) 3- 4 Monate
b) 7-10 Monate
c) 14-16 Monate

713 Wie lange dauert im Durchschnitt die Trächtigkeit beim Schaf?

714   Welches sind die bestimmenden Faktoren für den Zeitpunkt der
Zuchtnutzung beim Schaf?

715   In der zweiten Hälfte der Trächtigkeit wird beim Schaf das die Gravidität
aufrechterhaltende Progesteron gebildet

a) Vom Corpus luteum graviditatis
b) Von der Plazenta
c) Vorwiegend von den Nebennieren

716   In welche Jahreszeit fällt in der Regel die Hauptpaarungszeit bei der Ziege
in Europa?

717   Der auslösende Faktor für die Geburt beim Schaf ist

a) Regression des Corpus luteum graviditatis
b) Mütterliche Nebennierenaktivität
c) Fetale Nebennierenaktivität
d) Gewicht des Uterusinhalts

718   Welches sind die auffälligsten Brunstsymptome bei der Ziege?

719   Welche Maßnahme halten Sie für die geeignetste, die Brunst beim Schaf
zu erkennen?

720   Die Plazentophagie bei Schafen

a) Ist nicht bekannt
b) Tritt sehr selten auf
c) Wird häufig beobachtet

721   Wann geht beim Schaf die Nachgeburt im Durchschnitt ab?

a) 1- 6 Stunden post partum
b) 7-10 Stunden post partum
c) 11-14 Stunden post partum

2. Trächtigkeitsdiagnose, Fortpflanzungsstörungen

722   Ab dem wievielten Tag nach einer Bedeckung oder Besamung eignet sich
das Ultraschallsystem (sogenannter Dopplereffekt) zum Trächtigkeitsnachweis bei Schaf und Ziege?

a) 14. Tag
b) 30. Tag

c) 70. Tag
d) 90. Tag

723 Der Anteil der infektiös bedingten Aborte beim Schaf, bezogen auf sämtliche Aborte, beträgt im Durchschnitt

a) Weniger als 10 %
b) Etwa   25 %
c) Etwa   50 %
d) Mehr als   60 %

724 Welches sind die zwei häufigsten Fruchtbarkeitsstörungen beim Schaf?

a) Herabgesetzte Fruchtbarkeit des Bockes
b) Endometritis
c) Anöstrie
d) Zystöse Degeneration der Follikel
e) Embryonaler Fruchttod

725 Welches sind in der Bundesrepublik Deutschland und der Schweiz die drei **wichtigsten** Erreger für seuchenhaftes Verlammen?

a) Campylobacter fetus subsp. intestinalis
b) Salmonella abortusovis
c) Brucella melitensis, Brucella ovis
d) Chlamydien
e) Listerien
f) Toxoplasmose

726 Ab wann ist die Gravidität durch die transrektale Sonographie bei Schaf und Ziege feststellbar?

a) 13.-18. Tag
b) 20.-25. Tag
c) 30.-35. Tag

727 Ein Schaf wird mit folgender Anamnese vorgestellt: hochträchtig (Bauchumfang, Euter), zunehmende Inappetenz, häufiges Liegen, Fressen im Liegen, auffallende Mattigkeit, häufiges Harnabsetzen.
Welches ist Ihre erste Verdachtsdiagnose?

a) Torsio uteri
b) Hypokalzämie
c) Trächtigkeitstoxikose
d) Vergiftung
e) Intrauteriner Fruchttod

728 Welche Komplikationen können als Folge eines Prolapsus vaginae beim Schaf entstehen?

729 Ab welchem Zeitpunkt läßt sich die Trächtigkeit bei Schaf und Ziege frühestens durch Palpation des Abdomens diagnostizieren?

a) Ab 50. Tag
b) Ab 75. Tag
c) Ab 100. Tag

730 Unter der Bezeichnung „Enzootischer Virusabort" beim Schaf versteht man das Verlammen nach einer Infektion mit

a) Chlamydien
b) Border-disease-Virus
c) BVD-Virus
d) Bluetongue-Virus

731 Bei einem hochträchtigen Schaf ergibt sich aus der Anamnese ein Verdacht auf das Vorliegen einer Trächtigkeitstoxikose. Welches ist die erste spezielle diagnostische Maßnahme nach der Allgemeinuntersuchung?

732 Welche der folgenden Aussagen über die Toxoplasmose beim Schaf ist **nicht** zutreffend?

a) Bei den abortierten Lämmern finden sich die Hauptveränderungen im Gehirn
b) An den Kotyledonen sind häufig multiple, 1-2 mm große, weißliche, zum Teil verkalkte Herdchen zu finden
c) Infektionen bei graviden Schafen führen häufig zu Geburten toter oder lebensschwacher Lämmer
d) Aborte sind verhältnismäßig selten
e) Dem Abort geht im allgemeinen eine Erkrankung der Muttertiere mit deutlicher Störung des Allgemeinbefindens voraus

733 Welches sind die prädisponierenden Faktoren für die Entstehung der Trächtigkeitstoxikose?

734 Der Prolapsus vaginae beim Schaf tritt vor allem auf

a) In den letzten 14 Tagen ante partum
b) Bei Schafen mit Zwillingen und Drillingen
c) Bei Schafen mit ovariellen Zysten

d) Bei Schafen, die infolge von Klauenleiden oder anderer Ursachen besonders viel liegen
e) In der Öffnungsphase der Geburt

735 Welche der folgenden Aussagen über die Listeriose beim Schaf ist falsch?

a) Die Haupterscheinungsform der Listeriose beim erwachsenen Schaf ist eine ZNS-Störung
b) Listerieninfektionen führen nur sporadisch zu Aborten
c) Bei 1-2 Wochen alten Lämmern kann die Listeriose als Septikämie verlaufen
d) Die Infektion wird häufig beim Deckakt übertragen

736 Welches ist die zweckmäßigste Maßnahme beim Prolapsus vaginae des Schafes ante partum?

a) Schamverschluß bis zum Partus
b) Schlachtung
c) Schnittentbindung
d) Geburtseinleitung
e) Abwarten bis zum Partus
f) Einsetzen des sogenannten Schafretters

737 Welche der folgenden Maßnahmen sind zur Behandlung der Trächtigkeitstoxikose geeignet?

a) Kalziuminfusionen
b) Glukoseinfusionen 5 % (Dauertropf)
c) Glukoseinfusionen 50 % (Schnellinfusion)
d) Glukokortikoide, hoch dosiert (Geburtseinleitung)
e) Schnittentbindung

738 Wie läßt sich bei Verdacht auf das Vorliegen eines Toxoplasmenaborts beim Schaf die Diagnose sichern?

a) Serologische Untersuchung des Muttertiers
b) Mikroskopische Untersuchung der Plazenta
c) Histologische Untersuchung der fetalen Leber
d) Kulturelle Untersuchung des Labmageninhalts
e) Histologische Untersuchung des fetalen Gehirns

739 Bei welchen Erregern sind zur Abortprophylaxe Vakzinationen in Erwägung zu ziehen?

a) Salmonellen

b) Chlamydien
c) Listerien
d) Campylobacter
e) Toxoplasmen

740 Die durchschnittliche Häufigkeit von ovariellen Zysten bei Schaf und Ziege betrifft

a) Weniger als 1 % aller Zyklen
b) 3-5 % aller Zyklen
c) Mehr als 5 % aller Zyklen

741 Welcher der drei Brucellentypen verursacht zur Zeit beim Schaf in Mitteleuropa wirtschaftliche Verluste?

a) Brucella ovis
b) Brucella melitensis
c) Brucella abortus
d) Keiner

3. Geburt, Puerperium, Mastitis

742 Welche drei Geburtskomplikationen spielen beim Schaf die größte Rolle?

a) Fehlerhafte Lage
b) Fehlerhafte Stellung
c) Fehlerhafte Haltung
d) Relativ und absolut zu große Frucht
e) Torsio uteri
f) Gestörte Öffnung der Zervix
g) Zwillinge

743 Welches ist die häufigste Ursache der Retentio secundinarum beim Schaf?

a) Endokrine Störungen
b) Fütterungsfehler
c) Mehrlingsgravidität
d) Spezifische Infektionen
e) Geburtsbedingte Infektionen

744 Welcher der folgenden Faktoren hat die größte Bedeutung bei der Pathogenese der akuten Mastitis des Schafes?

a) Erbliche Disposition
b) Ungenügender Milchentzug durch die Lämmer

c) Verunreinigte Streu
d) Puerperaler Scheidenausfluß
e) Verletzung der Zitze (vor allem durch die Lämmer)

745 Welche der folgenden Aussagen bezüglich der Retentio secundinarum beim Schaf sind zutreffend?

a) Die Retentio secundinarum wird bei Tieren in einer Herde häufig nicht bemerkt
b) Das Allgemeinbefinden des Muttertiers ist in der Regel nicht gestört
c) Die Retentio secundinarum ist eine der häufigsten Sterilitätsursachen
d) Das Ablösen der Nachgeburt ist in der Regel nicht möglich
e) Schafe mit Anzeichen einer Retentio secundinarum sollten nach Möglichkeit von der Herde separiert werden

746 Beim Schaf kann die Geburt in den letzten 10 Tagen der Gravidität eingeleitet werden durch

a) Glukokortikoide
b) ACTH
c) Prostaglandine
d) Oxytocin
e) Östrogene

747 Bei einem Schaf mit einer akuten Mastitis ist die Prognose bezüglich Restitutio ad integrum

a) Günstig
b) Zweifelhaft
c) Ungünstig

748 Welches ist die wichtigste Hilfsmaßnahme, wenn die Reposition einer fehlerhaften Haltung beim Schaf Schwierigkeiten bereitet?

a) Schaf hinten hochhalten
b) Fruchtwasserersatz
c) Teilfetotomie
d) Spasmolytika
e) Kleine Epiduralanästhesie

749 Vier Stunden nach dem Lammen wird bei einem Schaf ein Prolapsus uteri beobachtet. Wie ist die Prognose bezüglich Reponierbarkeit?

a) Günstig
b) Zweifelhaft
c) Ungünstig

750 Welche Maßnahme ist bei einem Schaf mit einer gangränösen Mastitis und schwer gestörtem Allgemeinbefinden unter Umständen lebensrettend?

751 Welches ist beim Schaf die häufigste puerperale Komplikation als Folge einer Schwergeburt?

    a) Retentio secundinarum
    b) Lochiometra
    c) Retroperitoneale und perivaginale Phlegmonen und Abszesse nach
       Scheiden- und Zervixverletzungen
    d) Geburtstetanus
    e) Geburtsrauschbrand

752 Der Anteil der Uterustorsionen an der Gesamtzahl der Geburtskomplikationen beträgt beim Schaf

    a) Weniger als 1 %
    b) Etwa 3 %
    c) Etwa 5 %

753 Welches ist der bei akuten Mastitiden des Schafes am häufigsten isolierte Erreger?

    a) Streptokokken
    b) Staphylokokken
    c) E. coli
    d) Clostridien

754 Ist beim Schaf nach einer mit Glukokortikoiden ausgelösten Geburt mit einer Erhöhung der Frequenz an Nachgeburtsverhaltungen zu rechnen?

755 Im Zusammenhang mit welcher Ausgangssituation führen beim Schaf fehlerhafte Haltungen besonders häufig zu Geburtskomplikationen?

    a) Aborte
    b) Totgeburten
    c) Mehrlinge
    d) Einlinge
    e) Hinterendlagen

756 Nach welcher Zeitspanne post partum spricht man bei der Ziege von einer Retentio secundinarum?

a) 6 Stunden
b) 12 Stunden
c) 24 Stunden

757 Das Auftreten von chronischen Euter- und Gelenksveränderungen bei Ziegen - unter Umständen begleitet von Hornhauttrübungen - ist ein Hinweis für das Vorliegen einer Infektion mit

a) Mykoplasmen
b) Brucellen
c) Coxiellen
d) Retroviren

4. Krankheiten der Lämmer

758 Ein 4-6 Wochen altes, gut genährtes Lamm zeigt plötzlich folgende Symptome: Schwanken der Nachhand, steifer Gang in der Nachhand, aufgekrümmter Rücken, Schwierigkeiten beim Aufstehen. Welches ist Ihre Verdachtsdiagnose?

a) Tetanus (nach Kupieren des Schwanzes)
b) Enterotoxämie
c) Ernährungsbedingte Muskeldystrophie (Weißfleischigkeit)
d) Tollwut

759 Die chronische, nichteitrige Polyarthritis der Lämmer wird verursacht durch

a) Staphylokokken
b) Streptokokken
c) E. coli
d) Erysipelothrix rhusiopathiae
e) Keine der vorstehenden Antworten ist zutreffend

760 Die Listeriose bei bis zu 10 Tage alten Sauglämmern ist gekennzeichnet durch

a) Septikämische Erscheinungen
b) Zentralnervöse Störungen
c) Lähmungserscheinungen
d) Atembeschwerden

761 Was versteht man bei einem Lamm unter dem Begriff „Lippengrind"
(Ecthyma contagiosum)?

762 Bei der Lämmerdysenterie handelt es sich um eine Infektion mit

  a) Cl. perfringens, Typ B
  b) Cl. perfringens, Typ D
  c) Salmonellen
  d) E. coli
  e) Keine der vorstehenden Antworten ist zutreffend

763 Welche Medikamente sind zur Behandlung der Weißmuskelkrankheit der
Lämmer angezeigt?

764 Bei einem drei Wochen alten Lamm mit geringgradiger Störung des
Allgemeinbefindens ist die eingetrocknete Nabelschnur noch vorhanden.
Der Hautnabel erscheint nicht verändert. Ihre Interpretation bezüglich des
Nabelbefunds?

765 Welche der folgenden Krankheiten der Sauglämmer wird in der Regel
durch eine Nabelinfektion hervorgerufen?

  a) Dysenterie
  b) Pneumonie
  c) Eitrige Polyarthritis
  d) Enterotoxämie
  e) Lippengrind

766 Welches ist die charakteristische Verlaufsform der virusbedingten
„Border Disease" (Hypomyelinogenesis congenita)?

767 In einer Herde von Mastlämmern weisen einzelne Tiere plötzlich eine
zunehmende Störung des Allgemeinbefindens auf: Taumeln, Krämpfe,
mit letalem Ausgang innerhalb von 2 Tagen. Zum Teil wird auch ein
perakuter Verlauf beobachtet. Welche der folgenden Verdachtsdiagnosen
hat die größte Wahrscheinlichkeit?

  a) Enterotoxämie (Infektion mit Cl. perfringens Typ D)
  b) Tollwut
  c) Vergiftung
  d) Listeriose
  e) Toxoplasmose

F. Hund, Katze

1. Physiologie der Fortpflanzung

768 Welches ist der früheste vertretbare Zeitpunkt für die Zuchtnutzung einer jungen, geschlechtsreifen Hündin?

a) Eintritt der Geschlechtsreife
b) Ab 2. bis 3. Läufigkeit
c) 15 Monate post natum
d) Vorschriften der Zuchtverbände

769 Welche Unterschiede bestehen zwischen den Begriffen „Brunst" (Östrus) und „Läufigkeit"?

770 Innerhalb welcher Spannweite kann die Trächtigkeitsdauer beim Hund variieren?

771 Wann soll die läufige Hündin dem Rüden zugeführt werden?

772 Bei der natürlichen Paarung der Hündin erreichen die ersten Spermien die Eileiterampulle

a) Noch während des Hängens
b) 2- 4 Stunden post coitum
c) 6-12 Stunden post coitum
d) 24-36 Stunden post coitum

773 Wie lange innerhalb der Läufigkeit ist die Hündin in der Regel deckbereit?

a) 1-2 Tage
b) 7- 9 Tage
c) 3-21 Tage

774 Nennen Sie die wichtigsten Läufigkeitssymptome bei der Hündin!

775 Welche Plazentationsform weisen Hund und Katze auf?

776 Die Eileiterpassage der befruchteten Eizelle dauert bei der Hündin

a) 2 Tage
b) 4 Tage
c) 6-8 Tage

777 Welche zytologischen Befunde im Vaginalabstrich deuten darauf hin, daß die Ovulation bereits stattgefunden hat?

778 In welchem Alter wird die Katze geschlechtsreif?

    a) Mit   4 Monaten
    b) Mit   6-12 Monaten
    c) Mit 13-15 Monaten
    d) Mit 16-20 Monaten

779 Welche Zyklusform hat die Katze?

780 In welchem Alter wird die Katze im Durchschnitt zuchtreif?

781 Wann erfolgt bei der Katze die Ovulation?

    a) Zu Beginn der Rolligkeit (Raunze)
    b) Im letzten Drittel der Rolligkeit
    c) 12-18 Stunden nach dem Deckakt
    d) 24-50 Stunden nach dem Deckakt

782 In welchem Zeitabstand erfolgt bei Nichtbelegung einer Katze die Wiederkehr der Rolligkeit (Raunze)?

783 Wodurch wird die zum Teil auftretende Anöstrie zwischen normalen Sexualzyklen bei der Katze bedingt?

784 Wieviele Perioden geschlechtlicher Aktivität hat die Katze innerhalb eines Jahres?

    a) Eine
    b) Zwei bis drei
    c) Vier bis sechs

785 Wie lange dauert im Durchschnitt die Trächtigkeit bei der Hauskatze?

2. Diagnose, Störungen und Beeinflussung des Sexualzyklus

786 Die zytologische Untersuchung von Vaginalabstrichen dient zur

    a) Zyklusdiagnose
    b) Diagnose von ovariell-endokrinen Störungen
    c) Früherkennung von Karzinomen
    d) Trächtigkeitsdiagnose

787 Welches der folgenden Kriterien spricht in erster Linie für eine ovariell-endokrine Genese eines Exanthems bei einer Hündin?

a) Fehlen von Juckreiz
b) Lokalisation am Unterbauch
c) Symmetrische Hautveränderungen im Bereich der Kruppe
d) Therapieresistenz nach Antibiotikaverabreichung

788 Welche Alternative zur Ovarektomie oder Ovariohysterektomie besteht bei der Katze zur Verhinderung der Rolligkeit?

789 Welches sind die beiden häufigsten Erkrankungen der Hündin am Genitalapparat?

a) Läufigkeitsanomalien
b) Endometritis-Pyometra-Komplex
c) Neubildungen (Scheide, Uterus und Ovarien)
d) Sterilität bei normalem Zyklus

790 In welcher Zyklusphase kann eine langfristige medikamentelle Läufig-keitsunterdrückung ohne erhöhtes Risiko durchgeführt werden?

791 Welche der folgenden Methoden zur operativen Unfruchtbarmachung der Hündin sind vertretbar?

a) Hysterektomie bei Belassen der Ovarien, um psychische Störungen zu vermeiden
b) Entfernung von Uterus und Ovarien (Ovariohysterektomie)
c) Resektion der Eileiter, damit das Wechselspiel zwischen Uterus und Ovarien nicht beeinträchtigt wird
d) Alleinige Entfernung der Ovarien (Ovarektomie)

792 Welche Ursache liegt der Incontinentia urinae bei einer kastrierten Hündin zugrunde?

793 Welche der folgenden Kriterien sind zur Feststellung des optimalen Decktermins geeignet?

a) Glukosenachweis im Zervikalsekret
b) Vaginalzytologie
c) Beschaffenheit des Vaginalsekrets
d) Vulvaschwellung
e) Deckbereitschaft
f) Ergebnis des Progesteronschnelltests

794 Welche der folgenden Substanzen sind zur langfristigen Verhinderung der Läufigkeit geeignet?

a) Chlormadinonacetat
b) Proligeston
c) Medroxyprogesteronacetat
d) Delmadinon
e) Progesteron

795 In welchem Alter empfiehlt sich bei der Katze frühestens die operative Kastration?

a) 8-10 Wochen
b) 4 Monate
c) 9 Monate
d) Nach der ersten Rolligkeit
e) Nach der ersten Trächtigkeit

796 Zur Implantationsverhütung bei der unerwünscht gedeckten Hündin eignen sich

a) Androgene
b) Gestagene
c) Östrogene
d) Prostaglandine

797 Welche unerwünschten Nebenwirkungen können in vereinzelten Fällen nach regelmäßig wiederholter Gestagenverabreichung auftreten?

a) Stimulierung von Mammatumoren
b) Haarkleidveränderungen an der Injektionsstelle
c) Entstehung akromegalieähnlicher Veränderungen
d) Entstehung einer Mukometra oder Pyometra
e) Diabetes mellitus

798 Mit welcher Methode lassen sich die verschiedenen Phasen des Sexual-zyklus bei der Hündin am besten bestimmen?

a) Messung der Körpertemperatur
b) Vaginoskopie
c) Vaginalzytologie
d) Beobachtung des Verhaltens
e) Hormonanalysen

799 Nennen Sie die beiden Methoden zur Implantationsverhütung mittels Östrogenen!

800 Bei der Verabreichung von Gestagenen an Hündinnen zur Unterdrückung oder Verschiebung der Läufigkeit ist vor allem mit Komplikationen zu rechnen, wenn

    a) Zu hoch dosiert wird
    b) Gestagene oral verabreicht werden
    c) Ovulationshemmer, die für den Menschen bestimmt sind, verwendet werden
    d) Gestagene im Proöstrus oder kurz davor verabreicht werden
    e) Synthetische, langwirkende Gestagene verwendet werden

801 Welche unerwünschten Nebenwirkungen können nach Ovarektomie oder Ovariohysterektomie bei der Hündin auftreten?

    a) Incontinentia urinae
    b) Haarkleidveränderungen
    c) Abnorme Gewichtszunahme
    d) Psychische Veränderungen
    e) Vulvapyodermie

802 Mit welchen Nebenwirkungen muß nach Applikation von Östrogenen zur Implantationsverhütung gerechnet werden?

803 1. Bei der Kastration der weiblichen Katze ist die alleinige Ovarektomie abzulehnen,

    weil

    2. beim Belassen des Uterus häufig eine Pyometra entsteht

    a) 1 richtig, 2 falsch
    b) 1 falsch, 2 richtig
    c) 1 und 2 falsch
    d) 1 und 2 richtig, aber Verknüpfung falsch
    e) 1 und 2 und Verknüpfung richtig

804 Welche der folgenden Medikamente sind zur Behandlung der kastrationsbedingten Incontinentia urinae der Hündin geeignet?

    a) Ephedrin
    b) Östrogene
    c) Gestagene
    d) Pulsatilla multiplex

805 Welche der folgenden Hormone sind zur Behandlung der abnorm verlängerten Läufigkeit geeignet?

a) Östradiolbenzoat
b) hCG
c) Medroxyprogesteronacetat
d) Testosteron

806 Worauf ist bei der Östrogenverabreichung zur Implantationsverhütung zu achten, damit das Risiko von unerwünschten Nebenwirkungen möglichst klein bleibt?

807 Wie beurteilen Sie die wiederholte Verabreichung von Prostaglandinen anstelle von Östrogenen zur Implantationsverhütung bei der Hündin?

a) Verhindert die Anbildung von Corpora lutea und ist daher zur Behandlung unerwünscht gedeckter Hündinnen geeignet
b) Bewirkt einen vorübergehenden Abfall der Serumprogesteron-konzentration, ohne eine Frühgravidität nachteilig zu beeinflussen
c) Führt bei Hündinnen, die konzipiert haben, zur Fruchtresorption
d) Bleibt ohne Auswirkung auf die Serumprogesteronkonzentration und die Entwicklung der Embryonen

808 Bei einer Katze treten vier Wochen nach der Ovarektomie wieder Brunst-symptome auf. Welche Erklärung dürfte am ehesten zutreffen?

a) Rein psychische Rolligkeit
b) Bei der Ovarektomie wurde ein Ovar nicht vollständig entfernt
c) Östrogenproduktion durch die Nebennieren
d) Normaler Reboundeffekt
e) Östrogenproduktion durch ektopisches Ovarialgewebe

809 Bei der hormonellen Behandlung einer verlängerten Läufigkeit ist der Besitzer darauf aufmerksam zu machen, daß ein bestimmtes Behand-lungsrisiko in Kauf genommen werden muß. Welches?

810 Bei der Katze kann eine bereits eingetretene Raunze (Rolligkeit) zum Abklingen gebracht werden durch Verabreichung von

a) Gestagenen
b) GnRH
c) hCG
d) Testosteron
e) Prostaglandinen

3. Erkankungen von Uterus, Vagina und Gesäuge

811 Eine Hündin wird mit folgendem Vorbericht vorgestellt: 8 Jahre, seit einigen Tagen zunehmende Inappetenz, Mattigkeit, Schwanken in der Nachhand, Polydipsie, Polyurie.
Welches ist Ihre wichtigste Frage?

812 Bei der Hündin tritt eine Mastitis vorwiegend auf

a) Während der Läufigkeit
b) Im Puerperium
c) Unabhängig vom Sexualzyklus
d) Bei Scheinträchtigkeit

813 Der Prolapsus vaginae der Hündin tritt vor allem auf

a) Bei alten Tieren
b) Im Puerperium
c) Sub partu
d) Während der Läufigkeit
e) Nach Implantationsverhütung mit Östrogenen

814 Welches sind die beiden Hauptursachen für die Entstehung der glandulärzystischen Hyperplasie des Endometriums?

a) Ovarielle Dysfunktion
b) Implantationsverhütung mit Östrogenen
c) Läufigkeitsverschiebung mit Gestagenen
d) Intrauterine Infektion während der Läufigkeit

815 Welche Differentialdiagnosen sind bei einer Hündin mit blutigem, blutigeitrigem oder eitrigem Scheidenausfluß in Erwägung zu ziehen?

816 Neubildungen im Gesäuge der Hündin sind vorwiegend

a) Sarkome
b) Karzinome
c) Lipome
d) Fibrome
e) Mischgeschwülste

817 Welches sind die beiden wichtigsten Ursachen für die Entstehung der Pyometra bei der Hündin?

a) Ovariell-endokrine Störungen

b) Puerperale Störungen
c) Bakterielle Infektion am Ende der Läufigkeit
d) Nichtverwenden der Hündin zur Zucht
e) Pseudogravidität

818 Welches sind die wichtigsten Faktoren, die die Entstehung von Mammatumoren bei der Hündin begünstigen?

a) Alter der Tiere
b) Vorangegangene Scheinträchtigkeit
c) Vorangegangene Zyklusstörungen
d) Vorangegangene hormonelle Behandlungen

819 Welche therapeutischen Maßnahmen sind bei der Azyklie der Hündin indiziert?

820 Welche der folgenden Stoffe sind zur medikamentellen Behandlung der Scheinträchtigkeit geeignet?

a) Östrogene
b) Gestagene
c) Opiatantagonisten
d) Prolaktininhibitoren

821 1. Die Häufigkeit des Auftretens einer Lactatio sine graviditate (Scheinträchtigkeit) ist bei der Katze im Verhältnis zum Hund geringer,

weil

2. der Follikelsprung bei der Katze erst beim Deckakt provoziert wird und somit bei nichtgedeckten Tieren die Gelbkörperbildung mit ihren Konsequenzen für den Milchdrüsenaufbau unterbleibt

a) 1 richtig, 2 falsch
b) 1 falsch, 2 richtig
c) 1 und 2 falsch
d) 1 und 2 richtig, aber Verknüpfung falsch
e) 1 und 2 und Verknüpfung richtig

822 Welche zwei Symptome sind charakteristisch für eine primär endokrinbedingte Endometritis bei der Hündin?

a) Vergrößerte Labien
b) Deckbereitschaft
c) „Felderung" der Vaginalschleimhaut
d) Scheinträchtigkeit (Laktomanie)

823 Mammakarzinome bei der Hündin sind häufig vergesellschaftet mit

a) Ovariellen Störungen
b) Metastasen im Uterus
c) Scheinträchtigkeit
d) Metastasen in der Lunge
e) Anzeichen einer Östrogendominanz

824 Welcher der folgenden Befunde bei einer 2-jährigen Hündin mit eitrigem Scheidenausfluß spricht gegen das Vorliegen einer Pyometra?

a) Alter
b) Letzte Läufigkeit vor 14 Wochen
c) 12 000 Leukozyten/mm^3
d) Normale Blutkörperchensenkungsgeschwindigkeit

825 Welches Phänomen liegt dem Läufigkeitsprolaps der Hündin zugrunde?

826 Besonders wichtig für die Diagnose einer Pyometra mit verschlossener Zervix sind:

a) Blutkörperchensenkungsgeschwindigkeit
b) Blutharnstoffkonzentration
c) Leukozytenzahl
d) Ergebnis der Radiographie oder Echosonographie
e) Charakteristischer Vorbericht

827 1. Bei der Exstirpation eines Mammatumors ist grundsätzlich der zugehörige Lymphknoten mitzuentfernen,

weil

2. Metastasen häufig in den regionalen Lymphknoten vorkommen

a) 1 richtig, 2 falsch
b) 1 falsch, 2 richtig
c) 1 und 2 falsch
d) 1 und 2 richtig, aber Verknüpfung falsch
e) 1 und 2 und Verknüpfung richtig

828 Bei einer Hündin mit schnellwachsendem, ulzerierendem Mammatumor ist vor der operativen Entfernung der Neubildung unbedingt folgende Untersuchung durchzuführen:

a) Röntgenaufnahme des Abdomens (Metastasen am Ovar)
b) Differentialblutbild (Verdacht auf Leukose)
c) Bestimmung der Elektrolyte (Operationsfähigkeit)
d) Röntgenaufnahme des Thorax (Lungenmetastasen)

829 Bei einer Hündin mit einer Pyometra und fieberhaft gestörtem Allgemeinbefinden ist folgende Behandlung angezeigt:

a) Antibiotika
b) Prostaglandine
c) Mutterkornalkaloide
d) Oxytocin
e) Sofortige Ovariohysterektomie

830 Durch eine permanente Verhinderung der Läufigkeit mit Hilfe von regelmäßigen Gestageninjektionen (z. B. Medroxyprogesteronacetat) läßt sich das Auftreten einer Laktomanie (Scheinträchtigkeit mit Laktation) verhindern. Die Erfolgssicherheit beträgt

a) Mehr als 90 %
b) Etwa   75 %
c) Etwa   50 %
d) Etwa   10 %

831 Welches der folgenden Kriterien hat die größte Aussagekraft zur prognostischen Beurteilung einer Pyometra bei der Hündin?

a) Alter des Tieres
b) Rest-N oder Harnstoff im Serum
c) Störung des Allgemeinbefindens
d) Blutkörperchensenkungsgeschwindigkeit
e) Gesamtleukozytenzahl

832 Welche der folgenden Maßnahmen haben sich bei der Behandlung des Läufigkeitsprolaps bewährt?

a) Reposition und anschließende Ovariohysterektomie
b) Uteropexie
c) Applikation von Gestagenen
d) Resektion der vorgefallenen Schleimhaut
e) Perivestibuläre Zirkulärnaht nach Reposition

833 Welches Risiko besteht, wenn bei der Ovariohysterektomie einer Hündin ein Rest Ovargewebe übersehen wird?

834 Zu welchem Zeitpunkt tritt die Scheinträchtigkeit bei der Hündin in der Mehrzahl der Fälle auf?

   a) Kurz vor der Läufigkeit
   b) Während der Läufigkeit
   c) 1-2 Wochen nach der Läufigkeit
   d) 4-8 Wochen nach der Läufigkeit

835 Bis zu welcher Konzentration können Blutharnstoffwerte noch als normal angesehen werden?

   a) 1,7 mmol/l (10 mg/100 ml)
   b) 4,2 mmol/l (25 mg/100 ml)
   c) 8,3 mmol/l (50 mg/100 ml)
   d) 13,3 mmol/l (80 mg/100 ml)

836 Bei welchen Hunderassen wird der Läufigkeitsprolaps der Vaginal-schleimhaut am häufigsten beobachtet?

837 Welches ist die häufigste Todesursache trotz Ovariohysterektomie bei Hündinnen mit Pyometra?

   a) Kreislaufkollaps (Operationsschock)
   b) Nierenversagen
   c) Sepsis
   d) Nachblutung aus der A. ovarica
   e) Embolie

838 Welche Maßnahmen erleichtern die Exstirpation von breitflächig auf-sitzenden oder tiefliegenden, multiplen Vaginaltumoren?

839 1. Mammatumoren bei der Katze sollten frühzeitig operativ entfernt werden,

   weil

   2. sie eine große Tendenz zur Malignität haben

   a) 1 richtig, 2 falsch
   b) 1 falsch, 2 richtig
   c) 1 und 2 falsch
   d) 1 und 2 richtig, aber Verknüpfung falsch
   e) 1 und 2 und Verknüpfung richtig

840 Die häufigste Art einer Neubildung am Uterus der Hündin ist das

a) Karzinom
b) Leiomyom
c) Fibrom
d) Adenom
e) Angiom
f) Lipom

841 Wie beurteilen Sie Prostaglandin $F_{2\alpha}$ zur Behandlung einer Hündin mit einer Pyometra?

a) Ist wegen lebensbedrohenden Nebenwirkungen kontraindiziert
b) Ist kontraindiziert, da bei der Pyometra das Endometrium irreversibel geschädigt ist
c) Ist nur aussichtsreich, wenn die Zervix bereits geöffnet ist (Ausfluß)
d) Nur gerechtfertigt bei Tieren mit weitgehend ungestörtem Allgemein- befinden
e) Es sind wiederholte Behandlungen in Abständen von 24 Stunden erforderlich

4. Trächtigkeit, Geburt, Puerperium

842 Was versteht man unter dem Begriff „Hyperfetation" bei der Hündin?

a) Pathologische Vielträchtigkeit (die Zahl der Welpen überschreitet das physiologische Maß)
b) Verlängerte Trächtigkeit
c) Befruchtung von Eizellen durch verschiedene Vatertiere innerhalb der gleichen Läufigkeit

843 Welche der folgenden Methoden sind zum Nachweis einer Trächtigkeit bei einer Hündin zwischen dem 24. und 30. Tag nach dem Decken geeignet?

a) Palpation
b) Vaginoskopie
c) Progesteronbestimmung
d) Röntgenuntersuchung
e) Ultraschall-Echographie

844 Welche der folgenden Trächtigkeitsstörungen kommt bei der Hündin besonders häufig vor?

a) Abort
b) Mumifikation
c) Eihautwassersucht
d) Inguinalhernie
e) Torsio uteri
f) Keine der vorstehenden Antworten ist zutreffend

845 Welche Methode der Trächtigkeitsfeststellung bei Hund und Katze ist am frühesten anwendbar?

846 Zu welchem Zeitpunkt ist bei der Katze die Trächtigkeit frühestens durch Palpation des Abdomens zu diagnostizieren?

a) 10.-14. Tag post conceptionem
b) 17.-21. Tag post conceptionem
c) 25.-30. Tag post conceptionem
d) Ab 35. Tag post conceptionem

847 Welcher der aufgeführten Erreger kann in Zwingern bei Hündinnen **gehäuft** zu Aborten führen?

a) Leptospiren
b) Brucellen
c) Hefen
d) Toxoplasmen
e) Staupe-Virus

848 Die abnorm verlängerte Trächtigkeit bei der Hündin ist meist bedingt durch

a) Einfrüchtigkeit
b) Alter der Hündin
c) Superfetation
d) Superfecundation
e) Hormonelle Störungen

849 Welches der folgenden Kriterien läßt am zuverlässigsten darauf schließen, daß bei der Hündin die Geburt innerhalb von 6-12 Stunden eintreten wird?

a) Einschießen der Milch
b) Plötzliches Absinken der Körpertemperatur um 1°C oder mehr

c) Unruhe und Nestbau
d) Verweigerung der Nahrung
e) Abnahme der Frequenz der fetalen Herztöne

850 Ab welchem Zeitpunkt der Gravidität können die nachfolgend aufgeführten Methoden zum Trächtigkeitsnachweis bei der Hündin herangezogen werden?

a) Röntgenuntersuchung
b) Palpation
c) Auskultation fetaler Herztöne
d) Ultraschall (Dopplereffekt)
e) Ultraschall-Sonographie

851 Beim Vorliegen einer Einfrüchtigkeit bei der Hündin ist in der Mehrzahl der Fälle folgender Verlauf zu erwarten:

a) Abnorm verlängerte Trächtigkeit
b) Normale Trächtigkeitsdauer
c) Normale Geburt
d) Schwergeburt

852 Die Torsio uteri bei der Hündin

a) Kommt nicht vor
b) Ist bei einer einzelnen Fruchtampulle möglich
c) Kann einen Teil eines Uterushorns betreffen
d) Kann den gesamten Uterus betreffen

853 Mit welchem der aufgeführten Präparate ist bei der Hündin eine Geburtseinleitung möglich?

a) Östrogene
b) Oxytocin
c) Glukokortikoide
d) Prostaglandine
e) Bei der Hündin ist zur Zeit eine medikamentelle Geburtseinleitung schwer möglich

854 Welches sind die beiden häufigsten Geburtskomplikationen bei der Hündin?

a) Lage-, Stellungs- und Haltungsanomalien
b) Relativ oder absolut zu große Frucht
c) Mißbildungen

d) Ungenügende Öffnung des weichen Geburtswegs
e) Torsio uteri
f) Wehenschwäche

855 Welches sind die wichtigsten Paarungsstörungen beim Hund?

856 Welches ist die einzig vertretbare Maßnahme bei Verdacht auf Torsio uteri bei Hund und Katze?

857 Nennen Sie die Dosierung für Oxytocin bei einer Hündin mit sekundärer Wehenschwäche!

858 Wann ist bei einer nicht in der Geburt befindlichen Hündin mit verlängerter Trächtigkeit die Indikation zur Schnittentbindung gegeben?

859 Innerhalb welchen Zeitraums soll die eigentliche Geburt (Austreibungsphase) bei der Hündin beendet sein?

a) 2- 5 Stunden
b) 6-12 Stunden
c) 18-24 Stunden

860 Welcher Zwischenfall kann eintreten, wenn bei der Schnittentbindung einer Hündin die extraabdominale Verlagerung einer Uterusampulle wegen eines zu kurzen Hautschnitts nur mit erhöhtem Kraftaufwand möglich ist?

861 Mit welchen Komplikationen ist nach Oxytocinüberdosierung bei Hund und Katze zu rechnen?

862 Welche Zeitspanne zwischen dem Blasensprung und der Geburt des ersten Welpen kann noch als normal angesehen werden?

863 Schwarz-grünlicher Scheidenausfluß bei einer in der Geburt stehenden Hündin ist

a) Physiologisch
b) Pathologisch

864 Eine Hündin wird vorgestellt, weil vor 4 Stunden bereits Fruchtwasser abgegangen ist und bei schwacher Wehentätigkeit die Geburt nicht vorangeht. Das Allgemeinbefinden erscheint nicht gestört. Welches ist Ihre nächste Maßnahme?

a) Abwarten

b) Oxytocinverabreichung
c) Röntgenaufnahme
d) Vaginale Untersuchung

865 Allantois- und Amnionflüssigkeit sind normalerweise mehr oder weniger klar. Welche Verdachtsdiagnose ist gerechtfertigt, wenn bereits **vor der Geburt** des ersten Welpen grün-schwarzer Scheidenausfluß beobachtet wird?

866 Welche der folgenden Ursachen liegt der Puerperaltetanie (Eklampsie) der Hündin zugrunde?

a) Puerperale Intoxikation
b) Azetonämie
c) Hypokalzämie
d) Insuffizienz der Nebennieren
e) Hypomagnesämie

867 In welcher Häufigkeit ist bei Hund und Katze mit einer Nachgeburtsverhaltung zu rechnen?

a) Weniger als 1 %
b) 1-3 %
c) Mehr als 4 %

868 Bei einer Hündin mit einer puerperalen uterinen Hämorrhagie und ungestörtem Allgemeinbefinden ist welche Behandlung angezeigt?

a) Ovariohysterektomie
b) Depotgestagen
c) Mutterkornalkaloid
d) Hämostyptikum
e) Vitamin C
f) Kalzium

869 Die Dauer des Puerperiums (Zeit des Lochialflusses sowie der Regressionsvorgänge am Uterus) beträgt bei der Hündin in der Regel

a) 1 Woche
b) 2 Wochen
c) 4-5 Wochen
d) 6-8 Wochen

870 Im akuten Stadium der Puerperaltetanie der Hündin ist die Körpertemperatur

a) Vermindert
b) Normal
c) Leicht erhöht
d) Stark erhöht

871 Was versteht man unter dem Begriff Plazentarnekrose oder Plazentargeschwür?

872 Eine Hündin zeigt Tage oder Wochen nach dem Partus einen blutigen Fluor (serös schleimig bis rotbraun bröckelig), der aus der Vulva ausfließt.
Was ist Ihre Verdachtsdiagnose?

873 Die Puerperaltetanie (Eklampsie) der Hündin tritt in der Regel auf

a) In den letzten zwei bis drei Tagen ante partum
b) Sub partu
c) Post partum

874 Welche Behandlung ist bei Plazentarnekrose mit gestörtem Allgemeinbefinden angezeigt?

a) Oxytocinverabreichung
b) Ovariohysterektomie
c) Mutterkornalkaloide
d) Antibiotika
e) Gestagenverabreichung

875 Welches sind die wichtigsten Maßnahmen bei der Puerperaltetanie (Eklampsie) der Hündin?

5. Probleme und Erkrankungen bei Welpen

876 Wie groß ist im Durchschnitt die Welpensterblichkeit in den ersten 14 Tagen post natum (einschließlich Totgeburten)?

a) 1 %
b) 5 %
c) 10 %
d) 25 %

877 Welche Haltungs- und Tränkeregeln sind bei der mutterlosen Aufzucht von Welpen in den ersten Tagen einzuhalten?

878 Welche der 2 Verlaufsformen der Parvovirose des Hundes tritt bei Welpen im Alter von 3-10 Wochen auf?

a) Kardiopulmonale Form (Myokarditis)
b) Gastro-enteritische Form

879 Ab welchem Lebensalter kann bei Hundewelpen damit gerechnet werden, daß die wichtigsten Regulationsmechanismen (Wärmeregulation, Harn- und Kotabsatz) selbsttätig funktionieren?

a) 1 Woche
b) 2 Wochen
c) 4 Wochen
d) 6 Wochen

880 Hundewelpen verdoppeln ihr Geburtsgewicht bei natürlicher Aufzucht im Durchschnitt innerhalb von

a) 10 Tagen
b) 20 Tagen
c) 30 Tagen
d) 45 Tagen

881 Zur antibiotischen Behandlung von Welpen sollten keine Tetrazykline eingesetzt werden, weil

a) Sie erfahrungsgemäß nur sehr beschränkt wirksam sind
b) Sie toxische Spätschäden bewirken können (Panmyelophthisis)
c) Sich sonst die Milchzähne gelb verfärben
d) Sie für Welpen nicht verträglich sind

882 Bei einer 3-jährigen Hündin aus einem Zwinger, deren erster Wurf mit 6 Welpen komplikationslos großgezogen wurde, starben beim zweiten Wurf mit 5 Welpen alle Tiere innerhalb von 8-14 Tagen nach der Geburt. Es besteht in erster Linie Verdacht auf das Vorliegen einer

a) Infektion mit dem caninen Herpes-Virus 1
b) Mastitis
c) Verwurmung
d) Toxoplasmose
e) Brucella-canis-Infektion

883 Nennen Sie die wichtigsten Infektionen bei Katzenwelpen!

884 Welche der folgenden Maßnahmen hat die größte Sicherheit zur Verhinderung des infektiösen Welpensterbens?

a) Vakzination der Muttertiere
b) Verabreichung eines Paramunitätsinducers an Muttertier und neugeborene Welpen
c) Orale Verabreichung von Antibiotika während der ersten 5 Lebenstage
d) Verabreichung von Immunglobulinen unmittelbar post natum

885 Ist es möglich, daß Welpen bereits intrauterin mit Parasiten infiziert werden können?

886 Welche Symptome treten beim Fading-Syndrom bei Hund und Katze auf?

887 Ein 8 Wochen alter Welpe, der bereits feste Nahrung aufnimmt, zeigt seit drei Tagen bei ungestörtem Allgemeinbefinden täglich mehrmals Erbrechen von Mageninhalt, zeitlich unabhängig von der Nahrungsaufnahme. Das Erbrochene erscheint bereits wäßrig. Welches ist die wahrscheinlichste Verdachtsdiagnose?

a) Ileus
b) Magenverdrehung
c) Pylorusstenose
d) Kardiospasmus

888 Welche Milchmenge ist etwa als Tagesration für einen Welpen vorzusehen?

889 Welches ist der optimale Zeitpunkt zur erstmaligen Entwurmung von Hundewelpen?

a) 3.-4. Tag post natum
b) 2.-3. Woche post natum
c)1.-2. Monat post natum

890 Ab wann kann bei der mutterlosen Aufzucht mit der Entwöhnung angefangen werden?

a) 10 Tage post natum
b) 3 Wochen post natum
c) 6 Wochen post natum

Antworten

A. Allgemeines

1. Endokrinologie

1 Übergeordnete Hormone hypophysären und extrahypophysären Ursprungs, welche die Aktivität der Gonaden anregen (Follikelwachstum, Ovulation, Gelbkörperbildung, Synthese von Sexualhormonen)

2 d

3 a, e, f

4 LH   (Luteinisierungshormon)
FSH   (Follikelstimulierendes Hormon)
LTH   (Luteotropes Hormon = Prolaktin)
ACTH (Adrenokortikotropes Hormon)
TSH   (Thyreoideastimulierendes Hormon = Thyreotropes Hormon)
STH   (Somatotropes Hormon)

5 e

6 e

7 Hemmung der Ausschüttung übergeordneter Hormone durch periphere Hormone (Lit. 6, S. 29)

8 Nach Absetzen von Steroidhormonen, die über eine längere Zeit verabreicht wurden und dadurch zur Hemmung der Gonadotropinausschüttung geführt haben, kommt es zu einer überschießenden Freisetzung von gonadotropen Hormonen

9 PMSG (Pregnant mare's serum gonadotropin), = eCG
eCG   (equine chorionic gonadotropin)
hCG   (human chorionic gonadotropin)

10 c, in der Praxis werden auch Nonapeptide als GnRH-Analoga eingesetzt (Lit. 27, S. 65)

11 a, b, d (Lit. 4, S. 497; Lit. 10, S. 107ff.)

12 e

13 d (9 Aminosäuren) (Lit. 10, S. 170)

14 c (Lit. 3, S. 411)

15 c

16 d, e, f (Lit. 14, S. 112ff.)

17 Vermehrte Wasserretention (Ödem), Sensibilisierung für Oxytocin, Proliferation des Endometriums, Hyperplasie des Myometriums

18 Es muß ein funktionsfähiges Corpus luteum cyclicum auf einem Ovar vorhanden sein

19 c (Lit. 14, S. 113)

2. Vermischte Begriffe, Definitionen

20 a (Lit. 14, S. 146)

21 Das Erlangen der vollen Befruchtungsfähigkeit von Spermien durch Kontakt mit den Sekreten der weiblichen Geschlechtsorgane (Lit. 15, S. 426)

22 b. Bei Hündinnen kann die Eizelle im Eileiter bis zu 4 Tagen befruchtungsfähig bleiben (Lit. 15, S. 423)

23 a) Genetisch bedingte „Riesenkälber"
b) Hypofunktion der fetalen Nebennierenrinde oder des fetalen HVL
c) Mißbildungen im Bereich des fetalen ZNS
(Lit. 15, S. 104ff.)

24 Ausbleibende Ovulation bei normalen Brunsterscheinungen (Lit. 6, S. 120)

25 a) Fehlen des ovariellen, endometrialen, vaginalen und äußeren Sexualzyklus (Lit. 26, S. 220)
b) Fehlen äußerer Brunsterscheinungen bei Vorhandensein des ovariellen, endometrialen und vaginalen Zyklus (Lit. 26, S. 219ff.)

26 Ausstoßung einer nicht lebensfähigen Frucht, einschließlich der Eihäute (Lit. 2, S. 69)

27 a (Lit. 14, S. 160)

28 Das Verhältnis der Längsachse der Frucht zur Längsachse des Muttertiers (Lit. 14, S. 88 und 215)

29 Es handelt sich nicht um eine fehlerhafte „Lage", sondern um eine Haltungsanomalie

30 b (Lit. 17, S. 328)

31 c (Lit. 12, S. 388)

32 Zeit zwischen erster Besamung und Konzeption

33 Die Position des Rückens der Frucht in Beziehung zum Rücken des Muttertiers (Lit. 14, S. 88, S. 215)

34 a (Lit. 27, S. 280)

35 c (Lit. 15, S. 423)

36 Das Verhalten der Gliedmaßen und des Kopfes der Frucht zu ihrem Rumpf (Lit. 14, S. 88 und 215)

37 d, abhängig von der Tierart (Lit. 18, S. 31; Lit. 19, S. 96)

38 b

39 b (Lit. 15, S. 496f.)

40 Durch Streckung der fetalen Vordergliedmaßen hervorgerufene Ausbuchtung des Uterus nach kaudal (Vorderbeine liegen dorsal der Scheide) (Lit. 14, S. 89)

B. Rind

1. Fortpflanzung

Physiologie, Steuerung der Fortpflanzung

41 b, e (Lit. 27, S. 49)

42 a

43 Kühe: 21 Tage, Färsen: 20 Tage (Lit. 27, S. 54)

44 I d, II a, III c, IV b

45 b, g

46 c (Lit. 27, S. 69)

47 e (Lit. 27, S. 58)

48 f, wegen der großen individuellen und methodisch bedingten Schwankungen müssen bei allen Kriterien wiederholte Bestimmungen durchgeführt werden, was sich in der Praxis als zu aufwendig erweist

49 b (einmalige Applikation) oder c (wiederholte Verabreichung in der Zyklusmitte zwischen 8. und 15. Zyklustag) (Lit. 13, S. 10; Lit. 26, S. 269)

50 e (Lit. 27, S. 212)

51 c (Lit. 27, S. 56ff.)

52 b

53 a, b (Lit. 27, S. 227ff.)

54 b, c

55 c, e (Lit. 27, S. 230, S. 234)

56 a (nur selten von äußeren Brunstsymptomen begleitet) (Lit. 27, S. 54)

57 1. Phase: Reifen eines Tertiärfollikels ohne Ovulation in Zyklusmitte (bei Vorhandensein eines Corpus luteum in Blüte) mit anschließender Atresie
2. Phase: Follikelausbildung im Präöstrus und Reifung der Blase zum Graafschen Follikel im Östrus (mit Ovulation) (Lit. 27, S. 212)

58 I c, II c, III b, IV c

59 15-17 Monate, je nach Rasse und Gewicht (Lit. 27, S. 50)

60 b

61 e (Lit. 15, S. 902)

62 Hyperämie der Scheidenschleimhaut; Ansammlung von klarem, faden-
ziehendem Schleim auf dem Scheidenboden; vergrößerte und durchsaftete
Portio vaginalis cervicis, geöffnetes Ostium uteri externum

63 c (Lit. 27, S. 58)

64 Uterus mit stark erhöhter Kontraktionsbereitschaft; deutlich fluktuierender
Follikel, etwa haselnußgroß

65 Vom 8. bis 17. Tag des Zyklus

Sterilität, allgemeine Begriffe

66 d, a, c, b

67 a, b

68 Intervall zwischen Abkalbung und Zeitpunkt an dem optimale
Konzeptionschancen bestehen

69 Denjenigen Anteil (%) der Tiere, die innerhalb von 60 bis 90 Tagen nach
einer Erstbesamung nicht zur Nachbesamung angemeldet werden (Lit. 27,
S. 442)

70 a (Lit. 27, S. 443)

71 a) Präovulatorische Degeneration der Eizelle
b) Ausbleiben der Befruchtung infolge chromosomaler Aberration bei der
Eizelle oder den Spermien
c) Ungünstige zeitliche Relation zwischen Besamung und Ovulation
d) Ungenügende Zahl befruchtungsfähiger Spermien
e) Gestörte Eileiterfunktion
f) Gestörtes uterines Milieu
g) Follikelatresie oder verzögerte Ovulation
(Lit. 27, S. 443ff.)

72 Alle kongenitalen Verschlüsse des Uterovaginalkanals (z. B. einseitiger Verschluß des Eileiters; segmentäre Aplasien der Müllerschen Gänge; White heifer disease etc.) (Lit. 27, S. 147)

73 c (Lit. 15, S. 572)

74 Den Quotienten aus der Gesamtzahl der Besamungen und der Zahl der Erstbesamungen in einer bestimmten Population (Lit. 27, S. 443)

75 c, in bestimmten Gebieten auch d (Lit. 27, S. 442)

76 c (Lit. 27, S. 22)

77 b, auch als Zwischenträchtigkeitszeit bezeichnet

78 c (Lit. 27, S. 20)

79 Innerhalb von 60-90 Tagen nach einer Erstbesamung werden nicht gravid gewordene Kühe unter anderem aus folgenden Gründen nicht zur Nachbesamung angemeldet: übersehenes Umrindern, embryonale Mortalität, Verkauf, Krankheit, Ovarialzysten, Ovardystrophie, Endometritis

Ovarielle Dysfunktionen, Zyklusstörungen

80 Angeborene, im allgemeinen erblich bedingte mangelhafte Ausbildung der Ovarien

81 c, f

82 Wenn bei wiederholter Untersuchung eines nichtgraviden Tieres im Abstand von etwa 10 Tagen am gleichen Ovar ein Corpus luteum in unveränderter Größe, Form und Konsistenz festgestellt werden kann und der Milchprogesterontest positiv ist (Lit. 27, S. 188)

83 a bis e (Lit. 27, S. 117ff.)

84 a bis d sind zutreffend

85 Erkennung falscher Besamungszeitpunkte; Nachweis einer stattgefundenen Ovulation (Milchentnahme - Tag 5/7); Ausschluß einer Trächtigkeit bei stillbrünstigen Tieren (Milchentnahme - Tag 19/21); Kontrolle der rektal erhobenen Ovarbefunde bei Tieren mit Störungen der Ovarialfunktion (z. B. Luteinzysten) (Lit. 27, S. 122, S. 182, S. 386)

86 c (Lit. 27, S. 189)

87 a) Aplasie der Ovarien
b) Hochgradige, beiderseitige Hypoplasie der Ovarien
c) Atrophie/Dystrophie der Ovarien
d) Zystische Entartung der Follikel
e) Corpus luteum persistens s. pseudograviditatis
f) Corpus luteum graviditatis
g) Oophoritis
h) Ovarialtumor

88 e

89 Winter/Frühjahr

90 a (Lit. 27, S. 166)

91 c (Lit. 15, S. 484)

92 Ausschluß von der Zucht

93 Schmerzhaftigkeit (akut), übermäßige Gewebszubildung, Abszeß (Fluktuation) oder Verwachsungen

94 b (Lit. 27, S. 209, S. 458)

95 Erworbene, mit Azyklie einhergehende Inaktivität der Ovarien

96 Zu frühe Bedeckung, dadurch Wachstum und Milchleistung p.p. als belastende Faktoren; Schwergeburten (signifikant mehr als bei Pluripara), dadurch häufige Puerperalstörungen; Akklimatisationsstörungen (Färsen werden öfter a.p. verkauft oder p.p. umgestallt)

97 b, c. d (Lit. 27, S. 168)

98 d

99 a

100 a (In der Praxis werden Follikel im Interöstrus fälschlicherweise häufig als kleinzystische Degeneration interpretiert)

101 a (Lit. 27, S. 169)

102 Ovarialblutung (selten Verbluten); Entstehung von ovariobursalen Adhäsionen (Lit. 27, S. 250)

103 I b, II c, d, III a (Lit. 27, S. 173f.)

104 d (Lit. 27, S. 176)

105 Nein. Der Trächtigkeitsgelbkörper ist nicht immer identifizierbar

106 d (Lit. 27, S. 174)

107 b, d (Lit. 27, S. 452, S. 457)

108 b, d

109 c (Lit. 31, S. 1306)

110 Wenn folgende Kriterien einzeln oder kombiniert auftreten: Rezidive, Dickwandigkeit, multiples und/oder beiderseitiges Auftreten, Manifestierung außerhalb des Gesamtpuerperiums, Anzeichen einer Virilisierung

111 d (Lit. 27, S. 185)

112 b

113 b, c

114 b (Lit. 27, S. 208, S. 235)

115 e

116 f (Lit. 27, S. 458)

117 a) Einfallen der Beckenbänder, ein- oder beiderseitig
b) Ödemisierung der Vulva
c) Nymphomanie
d) Virilisierung
e) Eventuell schleimiger Scheidenausfluß
(Lit. 27, S. 169ff.)

118 c (Lit. 27, S. 186)

119 c

120 c

121 a) Fütterung und Haltung
b) Zu kurze Rastzeit
c) Hohe Milchleistung
d) Gestagenverabreichung
(Lit. 27, S. 162)

122 Im allgemeinen bilden sich Luteinzysten (auch zystische C. l.) wie Corpora lutea cyclica zyklusgerecht zurück. Eine Persistenz wird nur bei gleichzeitigem Vorhandensein eines Uterusinhalts oder einer hochgradigen Endometritis beobachtet (Fehlen des luteolytischen Faktors) (Lit. 27, S. 180)

123 c, d, f (Lit. 27, S. 164)

124 Granulosazelltumor (Lit. 27, S. 186)

125 Nein (nur zur Brunstsynchronisation mittels PRID®-Spirale) (Lit. 8, S. 307)

126 b

127 a, b, c

Erkrankungen von Eileiter und Uterus, Deckseuchen

128 c (Lit. 27, S. 241f.)

129 a, c (Lit. 15, S. 538)

130 d

131 a) Tritrichomonas fetus
b) Campylobacter fetus subsp. venerealis
c) IPV
(Lit. 26, S. 208ff.)

132 a, b (Lit. 27, S. 254)

133 c (Lit. 27, S. 378)

134 a (Lit. 27, S. 378)

135 b, e (Lit. 27, S. 267ff.)

136 In der Regel 2-3 Tage, bei subklinischer Infektion des Bullen unter Umständen auch 9-12 Tage (Lit. 6, S. 153)

137 e (Lit. 27, S. 255)

138 c (Lit. 15, S. 517)

139 e (Lit. 27, S. 321)

140 b, c (Lit. 27, S. 349f.)

141 Verabreichung von $PGF_{2\alpha}$ im Diöstrus. Eventuell Wiederholung der $PGF_{2\alpha}$-Applikation, Metakresolsulfonsäure (Lotagen®) intrauterin (Lit. 26, S. 206)

142 a (Lit. 27, S. 322)

143 White heifer disease (Lit. 27, S. 149)

144 b

145 a) Genetische Faktoren
b) Dysfunktionen des Eileiters und des Uterus
c) Geschlecht des Fetus
d) Inzuchtgrad
e) Klimatische Faktoren
f) Infektion mit Campylobacter fetus subsp. venerealis
(Lit. 27, S. 375ff.)

146 a (Lit. 27, S. 210)

147 c (speziell Eigelb) (Lit. 27, S. 371)

148 a

149 d (Lit. 11, S. 263ff.)

150 b

151 Zyklusinduktion (z. B. durch PRID®-Spirale und Verbessserung von Fütterung und Haltung)

152 d (Lit. 27, S. 211)

153 d (führt zu Fruchttod und verlängerten Brunstintervallen) (Lit. 11, S. 263)

154 c (Lit. 27, S. 272)

155 d (Lit. 11, S. 200ff.)

156 a) Neutrophile und eosinophile Granulozyten (periöstral)
b) Makrophagen (3.-10. Zyklustag)
c) Lymphozyten und Plasmazellen (11.-18. Zyklustag)
d) Mastzellensekretion (18.-20. Zyklustag)

157 a) Abtöten von Keimen
b) Reizung des Endometriums (Provokation einer akuten Entzündung zur Beschleunigung der Regeneration des Endometriums)

158 c, d

159 Zuerst blasse, später gelbliche Konjunktiven; umschriebene Vorwölbung oder Verdickung sowie verminderte Beweglichkeit der Mutterbänder (Lit. 14, S. 365)

160 a (Lit. 27, S. 172)

161 d (Isolierung der Erreger aus Zervikalschleim), e (Lit. 27, S. 318)

162 c

163 b, bei älteren Fällen auch c (Lit. 6, S. 96; Lit. 27, S. 266)

164 b, d (Lit. 27, S. 314)

165 b (eitriger Scheidenausfluß kann auch bei tragenden Kühen auftreten)

166 1 Teil der handelsüblichen 36 %igen Lösung wird verdünnt mit 25-50 Teilen Wasser

167 Lugolinfusionen führen zu einer akuten hochgradigen aseptischen Endometritis, wodurch die Prostaglandinbildung in der Gebärmutterschleimhaut unterbrochen wird. Die Gelbkörperrückbildung erfolgt erst nach Ausheilung des Endometriums

168 Entwicklungsmißbildungen der Müllerschen Gänge, Gynatresien des Urovaginalkanals, Follikel-Theka-Zysten, Granulosazelltumoren, Verwachsung von Zervix oder Scheide (Lit. 27, S. 282)

Erkrankungen von Zervix, Vagina und Vulva

169 a

170 a) Inversio vaginae (Einstülpung der Scheide)
b) Prolapsus vaginae partialis
c) Prolapsus vaginae completus s. totalis
(Lit. 27, S. 296)

171 d

172 c und d oder e, je nach Befund

173 a (Lit. 27, S. 297)

174 e

175 a) Bühner-Naht
b) Flessa-Verschluß
c) Nüesch-Verschluß
(Lit. 27, S. 476ff.)

176 I c, II b, III a

177 a) Zystöse Degeneration der Follikel
b) Fortgeschrittene Trächtigkeit
c) Hohes Alter
d) Vorangegangene Schwergeburten
e) Abschüssiges Lager
f) Extreme Kraftfuttergaben
g) Erbliche Disposition
(Lit. 27, S. 297)

178 Durch Schwellung der Lymphfollikel in der Scheidenschleimhaut

179 b

180 Bei geringgradiger Ausprägung zunächst intravaginale Verabreichung von
Lotagen® 8-Volumen-%ig (300 ml). Bei gleichzeitigem Vorliegen eines
mangelhaften Schamschlusses: Scheidenvorhofplastik mit keilförmiger
Exzision der Schleimhaut des Vestibulumdachs. Eventuell zusätzlich
Hormontherapie bei gleichzeitig vorliegenden Follikelzysten
(Lit. 27, S. 300, S. 485)

181 Zirkuläre, perivulvovestibuläre Naht zur Verhinderung eines Prolapsus
vaginae (Lit. 26, S. 120; Lit. 27, S. 479)

182 a, c

183 e

184 a) Lage
b) Verletzungen
c) Schluß der Labien
d) Sekretspuren
e) Umfangsvermehrungen

185 a) Neubildungen
b) Retentionszysten der Bartholinschen Drüsen
c) Hämatome
d) Harnblasenvorfall
e) Austritt der Harnblase nach perforierender Scheidenverletzung
186 e (Lit. 15, S. 412)

187 a) Entstehung einer perivulvovestibulären Phlegmone; Nekrose
b) Gefährdung des Geburtsvorgangs, wenn das Band nicht rechtzeitig
entfernt wird
(Lit. 26, S. 120)

2. Trächtigkeit

Fruchtentwicklung, Trächtigkeitsdiagnose

188 d (Lit. 14, S. 32)

189 Stadium mit unzureichenden Befunden: 1. Monat
Kleinsäckchenstadium: ab Mitte des 2. Monats
Großsäckchenstadium: etwa 3. Monat
Ballonstadium: etwa 4. Monat
Senkungsstadium: etwa 5. bis 6. Monat
Endstadium: 7. bis 9. Monat
(Lit. 26, S. 97ff.)

190 c (Lit. 27, S. 129)

191 Niederungsrassen:
$NSL = X (X + 1)$ (Lit. 26, S. 124)
Höhenrassen:
$NSL = X (X + 2)$
wobei: NSL = Nackensteißlänge in cm
X   = Alter der Frucht in Monaten

192 e

193 a (Lit. 27, S. 213)

194 a) Bauch des Tieres durch Hilfspersonen anheben lassen
b) Kuh auf den Rücken wälzen

195 b (Lit. 14, S. 80)

196 c (Lit. 14, S. 45)

197 c (Lit. 26, S. 98; Lit. 27, S. 127)

198 Beimengung von fetalem Speichel (Lit. 14, S. 41)

199 Schwirren der A. uterina

200 b (Lit. 14, S. 80)

201 c (Lit. 26, S. 98)

202 b, c, d

203 Nein. Positive Befunde sind auch möglich in den ersten Tagen (eventuell Wochen) nach Fruchttod mit Mumifikation, bei toten Früchten sub partu sowie am ersten Tag post partum

204 21. Tag (Fruchtblase), 25. Tag (Embryo) (Lit. 5, S. 121)

205 c (Lit. 27, S. 133)

Störungen während der Trächtigkeit

206 c

207 a) Brucella abortus
b) Campylobacter fetus subsp. venerealis
c) Mycobacterium bovis
d) IPV-Virus
e) Trichomonas fetus
(Lit. 14, S. 195)

208 a) Hydrallantois: 85-90 %
b) Hydramnion: 5 %
c) Kombinierte Formen: 5-10 %
(Lit. 14, S. 142f.)

209 a) Ausstoßen der Frucht, meist im Zusammenhang mit einer Brunst
b) Persistenz der mumifizierten Eihäute über Monate, zum Teil mit normalem Zyklus, aber Sterilität, zum Teil unter dem Bild einer Azyklie

210 Eitrige Einschmelzung der Frucht. Die Knochen liegen dann in einer dickrahmigen, eitrigen Masse (Lit. 26, S. 115)

211 d (Lit. 15, S. 223ff.)

212 b (Lit. 14, S. 148)

213 a

214 Ansteigen des Blutöstrogenspiegels

215 b, c, d (d jedoch bei gleichzeitiger Applikation eines Uterusrelaxans möglich)

216 Östrogenbestimmung im Blut. Bei lebender Frucht wesentlich höhere Östrogenkonzentrationen (Lit. 26, S. 114)

217 Metritis, Perimetritis, Parametritis, Abszeßbildungen im Uterus mit Durchbruch in die Bauchhöhle, Verklebungen der Bauchorgane, Peritonitis (Lit. 26, S. 115)

218 b, c

219 c

220 a (Lit. 14, S. 162)

221 e

222 b (Lit. 23)

223 Bis zu 2 Jahren (Lit. 26, S. 115)

224 a

225 b, in Einzelfällen wird man aus forensischen Gründen ein Intervall bis zu 14 Tagen akzeptieren müssen

226 Ungeordnetes Weiterwachsen des Chorions nach Absterben des Embryos (Lit. 14, S. 141)

227 e (Lit. 27, S. 236)

228 b

229 b, falls erfolglos: d (Lit. 26, S. 136)

230 b, c, d

231 b, c

232 a (Lit. 26, S. 115)

233 a (Lit. 27, S. 347ff.)

234 d

235 e (Lit. 27, S. 236)

236 d (Lit. 27, S. 358)

237 a, c, e

238 b

239 d, eventuell c (Lit. 27, S. 353)

240 Injektion von $PGF_{2\alpha}$ 36 Stunden vor der Schlachtung

241 e (eventuell nach dem Abkalben nur eine Woche lang melken [Kolostrum für das Kalb], dann trockenstellen und möglichst schnell wieder belegen)

242 d, a (Lit. 27, S. 351)

243 Chlamydien (Lit. 27, S. 356)

244 a

245 Abortus incipiens einer mumifizierten Frucht

246 c (Lit. 27, S. 236)

247 d, e

248 a) Auftragen einer antiphlogistischen und/oder anästhesierenden Salbe auf die Vaginalschleimhaut
b) Standplatz hinten erhöhen
c) Anlegen einer sogenannten Vorfallbandage

249 a) Lederartiges Chorion
b) Nekrotische Kotyledonen mit wallartig aufgeworfenen Rändern (Lit. 27, S. 351ff.)

250 **Erstes Drittel der Gravidität:** Abort einer toten Frucht oder Mumifikation
Zweites Drittel: Zerebelläre Hypoplasie, Mikrophthalmie, Katarakt, partielle Alopezie, Nekrosen der Bronchioli; Frucht überlebt

Letztes Drittel: Feten sind in der Regel gegen BVD-Virus immun-
kompetent. Bei Fehlen der Antikörperbildung unmittelbar post natum
hochgradige und meist letale Diarrhoe

251 e (Uterus wird im allgemeinen innerhalb von 3 Wochen pilzfrei)
(Lit. 27, S. 352)

3. Geburt, Geburtshilfe

Allgemeine Begriffe und Definitionen

252 c (Lit. 14, S. 41, S. 54)

253 Bei einer Frühgeburt ist die Frucht soweit entwickelt, daß sie unter
optimalen Umweltbedingungen leben könnte

254 Einfallen des kaudalen Randes der breiten Beckenbänder, Einschießen der
Milch, eventuell Temperaturabfall (Lit. 26, S. 122)

255 c, d

256 Rektal fühlbare Kontraktionen des Uterus; bei vaginaler Untersuchung
feststellbare Öffnung des Zervikalkanals; Eintreten der Fruchtblasen;
Erweiterung (Erschlaffung) der Scheide und des Hymenalrings

257 a

258 b (Lit. 14, S. 34)

259 b (Lit. 14, S. 208)

260 Vorderendlage, obere Stellung, gestreckte Haltung

261 b (Lit. 14, S. 88)

262 d

263 d

264 Wenn in Vorderendlage die Brust (Ellbogen), in Hinterendlage das
Becken (die Kniegelenke) der Frucht noch nicht in den knöchernen
Beckenring des Muttertiers eingetreten sind

265 Klauenreflex, Bewegung nach Druck auf die Augen oder den Hodensack,
Schluckreflex, Analreflex, Pulsation der Nabelgefäße, Saugreflex,
positiver Befund bei Auskultation des Herzens (Lit. 26, S. 129)

266 b

267 Zeitraum zwischen dem Blasensprung und dem Durchtritt des Kopfes (bei Hinterendlage des Beckens) der Frucht durch die Vulva

268 a) Enge des weichen Geburtswegs bei frischer Geburt, Aufweitung noch möglich (Lit. 14, S. 225)
b) Enge des weichen Geburtswegs bei verschleppter Geburt (Rückbildungsvorgang) (Lit. 14, S. 227)

269 a) Ablösbarkeit der Haare
b) Ablösbarkeit des Klauenhorns
c) Hochgradig übelriechender, blutig-wäßriger Scheidenausfluß
d) Emphysem der Frucht

270 Übermäßige Entwicklung und Länge des Haarkleids (gekräuselte Haare, die zum Ausfallen neigen und im Fruchtwasser zu finden sind), die Schneidezähne sind vollständig durchgebrochen und hochgewachsen. Höheres Gewicht und größere Nackensteißlänge als bei Früchten, die zum physiologischen Termin geboren werden

271 b

272 a

273 Vom Durchtritt des Kopfes (in Hinterendlage des Beckens) der Frucht durch die Vulva des Muttertiers bis zur vollständigen Ausstoßung des Kalbes

274 b (Lit. 14, S. 450)

275 a

Geburtskomplikationen, Geburtshilfe

276 a, c, f

277 a) Mehrlingsträchtigkeit
b) Eihautwassersucht
c) Chronische traumatische Retikuloperitonitis
d) Hohes Alter
e) Hypokalzämie
(Lit. 14, S. 223)

278 Erhöhte Wahrscheinlichkeit für eine Retentio secundinarum

279 d

280 Frucht in Hinterendlage, nach Zurückschieben der Frucht in Vorderendlage

281 b

282 e, evtl. a

283 b oder c ($PGF_{2\alpha}$ und Glukokortikoide fördern die Surfactantbildung, d. h Lungenreife)

284 d

285 e

286 a) Mehrlinge
b) Bauchquerlage
c) Bauchvertikallage
d) Schizosoma reflexum
e) Doppelmißbildung

287 a) Zu großes Becken der Frucht
b) Fetale Mißbildung
c) Bauchvertikallage (nicht erkannte)
d) Aszites der Frucht

288 b

289 a) Fehlende Stellwehen
b) Kurz vor oder während der Abkalbung abgestorbene Frucht
c) Torsio uteri

290 b

291 a) Halb entwickelte, im Becken eingekeilte Frucht (z. B.Doppellender)
b) Mißbildungen (z. B. Schizosoma reflexum, Torticollis; auch lebende Frucht)
c) Nicht korrigierbare Haltungsanomalien
(Lit. 14, S. 301)

292 a) Applikation von reichlich Fruchtwasserersatz vor der Berichtigung
b) Drehung der Frucht nach Möglichkeit am stehenden Tier
c) Zurückschieben des im weichen Geburtsweg befindlichen Fetus in den Uterus
d) Applikation eines Uterusrelaxans

293 c

294 a) Wenn mehr als 2-3 Personen zur verstärkten Zugleistung eingesetzt
         werden
         b) Wenn das Muttertier vom Lager weggezogen wird
         c) Wenn bei Verwendung eines „mechanischen Geburtshelfers" die zum
         Einsatz kommende Kraft unkontrolliert ist

295 b, e

296 d, e

297 c

298 Hineinziehen der Frucht in den Geburtsweg am stehenden Tier

299 Torsionsgabel nach Caemmerer (Lit. 14, S. 236)

300 Verwachsungen des Uterus mit Netz, Darmteilen, Pansen oder sogar
         Bauchwand

301 Trächtigkeitsdauer abgelaufen, Beckenbänder eingefallen, Milch einge-
         schossen, Fruchtblasen noch nicht geborsten. Trotz deutlichen, wehen-
         artigen Erscheinungen Sistieren des Geburtsvorgangs

302 a, b, c, d (Lit. 14, S. 257)

303 a) Querschnitt (Sägenschlinge verläuft senkrecht zur Fetotomachse)
         b) Längsschnitt (Sägenschlinge verläuft in der Achse des Fetotoms)
         c) Schrägschnitt nach kranial (Sägenschlinge verläuft vom Geburtshelfer
         weg)
         d) Schrägschnitt nach kaudal (Sägenschlinge verläuft auf den
         Geburtshelfer zu)
         (Lit. 14, S. 304)

304 Uteruswand gespannt, Fluktuation schlecht nachweisbar, Fruchtteile meist
         nicht identifizierbar. Das linke Lig. latum uteri (anhand der A. uterina zu
         verifizieren) zieht quer über den Uterus hinweg nach rechts. Das rechte
         Lig. latum uteri zieht seitlich rechts neben der Zervix in die Tiefe

305 Ausschalten der reflektorisch ausgelösten Bauchpresse durch kleine
         Epiduralanästhesie. Zurückschieben der Frucht in den Uterus.
         Fruchtwasserersatz. Berichtigung in einer Wehenpause, eventuell nach
         vorheriger Applikation eines Uterusrelaxans

306 a) Querschnitt durch die Karpalgelenke
         b) Querschnitt durch den Hals

c) Halber Querschnitt hinter der Schulter mit Stellungswechsel des
   Fetotoms zum Längsschnitt durch den Vorderkörper
d) Vollendung des Querschnitts hinter der Schulter
e) Querschnitt durch den Rumpf
f) Querschnitt vor dem Becken
g) Längsschnitt durch das Becken
(Lit. 14, S. 309f.; Lit. 26, S. 145ff.)

307 Asymmetrie und dorsokonvexe Form des Uterus, Lage des graviden
Uterus außerhalb der Bursa supraomentalis, Art des Niederlegens und
Aufstehens (mit einer Ruhepause auf den Karpalgelenken), Frucht-
bewegungen im Zusammenhang mit dem Einsetzen der Öffnungswehen
(Lit. 14, S. 232)

308 Abbeugen einer Gliedmaße im Karpalgelenk, anschließendes Zurückschieben der Frucht in den Uterus und danach Strecken des abgebeugten
Kopfes (Lit. 14, S. 260)

309 a) Absetzen der beiden Vordergliedmaßen im Schulterbereich durch
   Schrägschnitt nach kranial. Der Fetotomkopf liegt dabei kaudal vom
   dorsalen Rand des Schulterblatts
b) Schrägschnitt nach kranial unter Einbeziehung des Halses in die
   Sägenschlinge
(Lit. 2, S. 187ff.; Lit. 14, S. 323)

310 a

311 b (Lit. 14, S. 253)

312 c

313 c

314 b (Lit. 14, S. 262)

315 b

316 a) Eventuelles Vorhandensein einer Zwillingsfrucht
b) Verlauf der Nabelschnur (Risiko der Durchtrennung bei der
   Haltungskorrektur)
c) Uterusverletzung (vorangegangene Laiengeburtshilfe)

317 b

318 d

319 a) Herstellen einer Tarsalbeugehaltung

b) Umfassen der Klauen, um eine Uterusperforation zu vermeiden
c) Maximale Beugung der Gliedmaße in allen Gelenken
d) Mit der anderen Hand Tarsalgelenk nach kraniodorsal schieben und gleichzeitig die Gliedmaße strecken

320 a) Niedergehen des Tieres während der Operation
b) Vorfall von Netz und/oder Dünndarmschlingen
c) Vorfall des Pansens
d) Vorlagerung des Uterus gelingt nicht
e) Starkes und anhaltendes Pressen des Muttertiers
(Lit. 26, S. 159ff.)

321 Stärkere Blutungen wegen der gefäßerweiternden Wirkung der Uterusrelaxantien

322 Muttertier auf den Rücken wälzen und nochmals manueller Korrekturversuch

323 a) Bei Torsionen von mehr als 360°
b) Wenn die Torsion länger als 24 Stunden besteht

324 c

325 a) Weitere Früchte
b) Verletzungen
c) Möglichkeit der Nachgeburtsabnahme nach Geburt einer toten Frucht

4. Puerperium

Normaler Verlauf und Retentio secundinarum

326 Frühpuerperium (Hauptpuerperium): 9 Tage
Klinisches Puerperium: 3 Wochen
Gesamtpuerperium: 6 Wochen
(Lit. 26, S. 168f.)

327 b

328 c (Lit. 14, S. 391)

329 Reste von Fruchtwasser, Sekrete des Uterus, Erythrozyten, Leukozyten, Makrophagen, Zelldetritus, Zervikalschleim

330 f

331 c, d

332 d

333 c

334 c (Lit. 27, S. 413)

335 a) **Frühpuerperium:** Rückbildungsvorgänge am Uterus sowie
Ausstoßung zurückgehaltener Eihäute
b) **Klinisches Puerperium:** Rückbildung des Uterus etwa bis zur Größe
eines nichtgraviden Organs
c) **Gesamtpuerperium:** Trächtigkeitsbedingte Veränderungen im
Endometrium histologisch nicht mehr nachweisbar

336 Uterus stark kontrahiert und deshalb derb; mit deutlicher Längsfalten-
bildung. Eventueller Uterusinhalt nicht palpierbar

337 b

338 b (Lit. 14, S. 107)

Traumen und andere Geburtsfolgen

339 a) Erschöpfung
b) Traumatisierung der Nn. obturatorii
c) Luxation des Kreuzdarmbeingelenks
d) Beckenfrakturen

340 c, d

341 c

342 Nichtinfektiöses, subkutanes Emphysem

343 b

344 Festliegen unmittelbar nach einer Extraktion mit verstärkter Zughilfe,
Hinterextremitäten in den Sprunggelenken gebeugt und abduziert
(Lit. 14, S. 374; Lit. 31, S. 473)

345 b, c

346 Corpus uteri: dorsal
Zervix: Bereich des äußeren Muttermunds
Vagina: Hymenalring

347 d

348 Einrisse oder Abrisse der Adduktorenmuskeln infolge Ausgleitens,
eventuell begünstigt durch leichte Traumatisierung der Nn. obturatorii

349 a) Spontane Aufstehversuche
b) Fortschreitende Besserung des Allgemeinbefindens
c) Belastung der Gliedmaßen nach Aufheben des Tieres mittels
Flaschenzug

350 Fußen auf dem Fesselgelenk. Nachschleifen der Klauen beim Vorführen
der Hintergliedmaßen

351 Beine nach hinten wegziehen und Kuh nach ausreichender Polsterung
unter dem Euter wieder auf den Bauch wälzen (hohe Epiduralanästhesie)

352 d

353 a (jedoch eventuelles Auftreten eines Blasenkatarrhs) (Lit. 14, S. 366)

354 d

355 Bauchhöhlenpunktion

356 c, d

357 b (Lit. 14, S. 370)

358 b, c

359 a) Herstellen eines weichen, griffigen Liegeplatzes
b) Zusammenbinden der Hintergliedmaßen des Tieres
(Vergrittungsgeschirr)
c) Regelmäßiges Wenden des Tieres in Abständen von 8 Stunden

360 b

361 a) Spontane Abheilung
b) Abszedierung
c) Retroperitoneale Phlegmonen im Bereich der Excavatio rectogenitalis
und vesicogenitalis (sogenannte Beckenphlegmone)
d) Sekretversackungen in die Hinterschenkel

362 Die durch den prolabierten Uterus gebildete peritoneale Aussackung
enthält Darmschlingen oder die Harnblase

Puerperale Infektionen und Stoffwechselstörungen

363 a (Lit. 4, S. 157)

364 d

365 b

366 I c, II a, III b

367 b

368 e (Lit. 31, S. 764ff.)

369 a

370 c

371 I f, II e, III d, IV c, V b, VI a

372 e

373 Es muß unbedingt Endharn gewonnen und untersucht werden

374 I b, II a, III b (Lit. 14, S. 433)

375 a) Abhebern der Lochien
b) Tonisierung des Uterus (Oxytocin, pflanzliche Uterotonika, **keine**
Massage!)
c) Lokale und systemische Verabreichung von Antibiotika
d) Unterstützung des Kreislaufs
e) Stimulierung der Verdauung
(Lit. 14, S. 408)

376 d

377 a) Tumultuarische Herztätigkeit
b) Absinken der Temperatur bei steigendem Puls
c) Festliegen

378 Peritonitis

379 d

380 a) Vitamin D
b) Präparate mit organischen Phosphorverbindungen

381 a, b

382 a

383 d

384 c

5. Euter

Normale Milchsekretion, Mißbildungen

385 b (Lit. 30, S. 536)

386 b, d, in Einzelfällen auch c (Lit. 29, S. 3ff.)

387 b (Lit. 29, S. 30)

388 c

389 f

390 Kolostralmilch enthält bei rund 27 % Trockensubstanz etwa 18 % Eiweiß (besonders Globuline); reife Milch bei rund 13 % Trockensubstanz etwa 3,6 % Eiweiß (besonders Kasein) (Lit. 14, S. 125)

391 e (Lit. 26, S. 35)

392 b (Wegen möglicher Ausnahmen sieht der Gesetzgeber jedoch in der Schweiz eine längere Sperre für das Inverkehrbringen der Milch vor)

393 a (Während 7 Tagen morgens und abends pro kg KM je 0,05 mg Östradiolbenzoat + 0,125 mg Progesteron s.c.; Melkbeginn am 21. Tag nach der erstmaligen Injektion) Wartezeit beachten! (Lit. 26, S. 20)

394 c (pH 6,0-6,4) (Lit. 30, S. 536)

395 a) Angesaugt werden durch andere Tiere
b) Aufnahme von Phytöstrogenen

396 c (Lit. 30, S. 527)

397 Fruchttod

398 Echte Milchfistel: Nach Injektion einer Farbstofflösung in die Fistelöffnung erscheint die durch den Strichkanal ermelkbare Milch gefärbt. Die direkte Verbindung der Fistelöffnung mit der Hauptzitze läßt sich auch durch Einführen zweier Sonden nachweisen (Lit. 30, S. 532)

399 a) Urtikaria
b) Allergie durch Kriebelmückenstiche
c) Arzneimittelallergie
d) Milchallergie
(Lit. 26, S. 30f.)

Krankheiten der Euterhaut und der Zitzen

400 Schmierige Wunde an Schenkelinnenfläche und anliegender Euterhaut

401 a) Zu enge Zitzengummis
b) Längeres Blindmelken
c) Zu hohes Melkvakuum
d) Ungenügende Ausbildung des Entlastungstakts bei verschmutztem
Filter der Pulsatoren
e) Fehlende Elastizität der Zitzengummis
f) Infizierte Zitzengummis
(Lit. 26, S. 33)

402 b (Lit. 31, S. 688ff.)

403 Mit Thelitis einhergehende Dermatitis an unpigmentierten Hautpartien.
Entsteht nach Aufnahme von Pflanzen, die photosensibilisierende Stoffe
enthalten, und nachfolgender Sonnenbestrahlung (Lit. 26, S. 32)

404 e (Lit. 26, S. 44)

405 a) Röntgen-Doppelkontrastaufnahme (Lit. 35, S. 155ff.)
b) Ultraschall-Sonographie (Lit. 33, S. 251ff.)

406 c (Lit. 30, S. 539f.)

407 Vorliegen einer Mastitis im betroffenen Euterviertel

408 a) Stadium erythematosum
b) Stadium papulosum
c) Stadium vesiculosum
d) Stadium pustulosum
e) Stadium crustosum

409 a (Lit. 26, S. 41)

410 c (Lit. 26, S. 40)

411 e, für die Hypothesen b und c gibt es einige Hinweise

412 c (Lit. 31a)

413 Starkes Euterödem, ganzjährige Stallhaltung, einstreulose Haltung, Euterdusche ohne anschließende ausreichende Trocknung der Euterhaut

414 a

415 d

416 d (Lit. 31, S. 912ff.)

417 e (Lit. 8, S. 61)

418 Pockenblasen besitzen einen hyperämischen Hof und dellenartig eingezogene Kuppen

419 d (Lit. 26, S. 26f.)

420 Auflegen eines ausgezupften Haarbüschels in die Mitte einer Nähragarplatte. Nach einigen Stunden Aufbewahrung im Brutschrank sind haarfeine, kurvenreiche Krabbelspuren mit bloßem Auge zu erkennen (Lit. 26, S. 29)

Euterentzündungen

421 d (Lit. 24, S. 12)

422 a) Zitzen- und Euterverletzungen
b) Massive Infektion mit Kokken

423 b (Lit. 22, S. 386)

424 d (Lit. 26, S. 45)

425 a

426 d

427 b

428 c

429 c (Lit. 21, S. 231)

430 a) Trauma (Nekrose)

b) Insektenstich (Hydrotaea irritans)
c) Ansaugen
d) Weidebetrieb unter ungünstigen Witterungsverhältnissen

431   c, d

432   a (Lit. 30, S. 536)

433   a) Intermittierende Keimausscheidung
b) „Physiologisch" erhöhte Zellzahl bei fortgeschrittener Laktation
c) Nichtinfektiöse Mastitis (Trauma)
d) Bakteriell, aber nicht klinisch abgeheilte Mastitis
e) Antibiotische Vorbehandlung
f) Infektion mit Erregern, zu deren Nachweis spezielle Nährböden
erforderlich sind

434   c, e (positiver bakteriologischer Befund bei negativem CMT)

435   c, in manchen Betrieben sogar d

436   c (Lit. 21, S. 470)

437   a

438   Clostridien (Lit. 26, S. 54)

439   c

440   e, a, d, c, b

441   c (Lit. 21, S. 393ff.)

442   a

443   d

444   c (Lit. 34, S. 331)

445   d (stets sollte aber die Soforttherapie, solange noch kein Ergebnis der
bakteriologischen Untersuchung vorliegt, sowohl gramnegative als auch
grampositive Erreger berücksichtigen)

446   d

447   c (Lit. 26, S. 60ff.)

448 a

449 Clostridieninfektion (Lit. 21, S. 43)

450 d

451 d (Lit. 34, S. ~~352~~) 343

452 d, e (Lit. 21, S. 283; Lit. 29, S. 62)

453 b

454 b (Lit. 26, S. 22)

455 a) Einsatzmöglichkeit für Langzeitantibiotika
b) Kein Milchverlust
c) Kein Antibiotikaverlust über die Milch
d) Keine zusätzliche Irritierung durch den Melkvorgang

456 a (innerhalb der ersten 24 Stunden)

457 d

458 b

459 a

460 d (Lit. 26, S. 65)

461 a (Lit. 8, S. 214)

462 e

463 a

464 b, c, e (Lit. 26, S. 59)

465 b, in einzelnen Herden: c

466 a) Wegen der schmerzhaften Euterveränderungen ziehen die Kühe oft die
Milch auf, so daß das Euter nicht vollständig leergemolken werden
kann
b) Die Beschaffenheit des Residualsekrets gibt prognostische Hinweise

467 e

468 b

469 c

470 d (Lit. 34, S. ~~374f.~~) 358f

471 e, falls der Dexamethasonanteil mehr als 20 mg beträgt, sonst b

472 d

473 a (Lit. 34, S. 373) 357

474 b

475 a (Lit. 29, S. 236)

476 Alle wirksamen Antimykotika sind stark gewebsreizend

477 Benzathinsalze der halbsynthetischen, penicillinasefesten Penicilline

478 Penicillin (gegen grampositive Kokken) und Neomycin (gegen penicillinasefeste Staphylokokken und gramnegative Erreger)

479 a, b, c (Lit. 26, S. 61)

480 a, b, e (Mittel der Wahl)

Milchabflußstörungen, Vermischtes

481 d (Lit. 26, S. 37)

482 Angeborene Stenosen der Strichkanäle (Lit. 29, S. 434ff.)

483 b, c, e (Lit. 29, S. 82ff.)

484 Selbstaussaugen der Milch (Lit. 26, S. 21)

485 c (Lit. 26, S. 39f.)

486 a) Angeborene oder altersbedingte Schwäche des Schließmuskels
b) Extrem hohe Milchleistung bei leichter Melkbarkeit
c) Verletzungen des Strichkanals
d) Chirurgische Eingriffe wegen Hartmelkigkeit

487 c

488 b, c, d (Vorkommen: etwa 0,5 % der Milchkühe) (Lit. 25)

489 Aktivierung von Lipasen, dadurch Freisetzung von Fettsäuren
(Lit. 29, S. 467)

490 d

491 Regelmäßige Klauenpflege; Installation von Elektrozäunen; prophylaktische Maßnahmen und rechtzeitige Therapie der Stoffwechselkrankheiten
bei hochtragenden und frischmelkenden Kühen (Optimieren der Stand-
festigkeit); Verbesserung der Stallsysteme (Anbindevorrichtung, Boden-
belag, Länge und Breite des Standplatzes, Einstreu). Auf lange Sicht:
züchterische Maßnahmen (Lit. 26, S. 33ff.)

492 Weil es leicht zu einer Infektion des Hämatoms kommt, mit nach-
folgenden schweren Störungen des Allgemeinbefindens

493 d (Lit. 26, S. 82)

494 c (Lit. 26, S. 20)

495 a) Milchsteine
b) Polypöse Wucherungen
c) Exogene Fremdkörper
d) Schleimhautabrisse

496 a) Ruhe im Umgang mit dem Tier. Schonendes Anrüsten des Euters mit
warmem Wasser
b) Auflegen eines nassen Sackes auf den Rücken
c) Saugenlassen des Kalbes
d) Uterusmassage vom Rektum her
e) Einblasen oder Einströmenlassen von Luft in die Vagina

497 e, in der Praxis wird jedoch oft (ut aliquid fiat) eine der angegebenen
Behandlungen durchgeführt

498 a) Hugsche Lanzette
b) Dänisches Kanülendoppelmesser

499 a) Euterödem (kann nach dem Liegen des Tieres sehr einseitig ausgebildet
sein)
b) Hämatom
c) Partielle Ruptur des Lig. suspensorium mammae

500 d

501 Abriß der Strichkanalschleimhaut mit Umstülpung in die Zitzenzisterne

6. Kälberkrankheiten

Perinatale Probleme, Mißbildungen

502 Totgeburten, Todesfälle bei den Neugeborenen während der Geburt und in den ersten 24 Stunden post natum

503 c (Lit. 27, S. 138)

504 b (Lit. 14, S. 519)

505 d

506 Pneumonie und Gelenkserkrankungen (Pneumonie-Arthritis-Syndrom) (Lit. 14, S. 557)

507 Verlauf der Geburtsketten oder -seile während des Auszugs seitlich an den Gliedmaßen. Die Geburtsketten oder -seile müssen stets volar bzw. plantar verlaufen, d. h. die Durchtrittsstelle der Kette durch die Öse muß stets volar oder plantar gelagert werden, um einen ungünstigen Druck auf die noch zarten Röhrenknochen zu vermeiden.

508 e (Lit. 27, S. 306)

509 a) Blut-pH erniedrigt
b) Hyperkapnie (erhöhte CO_2-Spannung)
c) Erniedrigte Bikarbonatkonzentration

510 Spätasphyxie, auch Atemnotsyndrom (ANS) genannt (Lit. 20, S. 268)

511 a) Limitierte Plazentafunktion
b) Geburtskomplikationen, die zur Verlängerung der Geburtsdauer führen
c) Frühgeburten
d) Unabsichtliches Durchtrennen der Nabelschnur bei Haltungsberichtigung der oft vorhandenen Hüftbeugehaltung

512 b

513 Bei heterosexuellen Zwillingen gelangen Zellen des hämatopoetischen Systems und androgene Hormone vom männlichen Fetus über Gefäßanastomosen der Plazenta zum weiblichen Fetus (Lit. 27, S. 138)

514 d

515 a (Hochheben des Neugeborenen an den Hintergliedmaßen), b

515 a (Hochheben des Neugeborenen an den Hintergliedmaßen), b

516 a) Blutgruppenuntersuchung
b) Messung der „Scheidenlänge", z. B. mit einer Besamungspipette. Ist die „Scheide" kürzer als 8 cm, so ist der weibliche Zwilling unfruchtbar. Bei Meßwerten über 12 cm kann das Kuhkalb sowohl fertil wie steril sein. Vorsicht: Bei der Untersuchung normaler Kälber bleibt man leicht in der Hymenalringfalte stecken.

517 Unreife der Lunge (infolge Frühgeburt oder Jodmangel); unzureichende Bildung von Surfactant (Phospholipid) durch Pneumozyten II. Ordnung. Surfactant verhindert die Verklebung der Alveolen nach der Exspiration (Lit. 20, S. 268ff.)

Infektionskrankheiten, Diarrhoe

518 a (Lit. 27, S. 350)

519 a, b, c, d (Lit. 14, S. 519)

520 a) Diarrhoe
b) Sepsis
c) Metastasen in den Gelenken (sog. Frühlähme)

521 a) Allgemeinbefinden und Nahrungsaufnahme kaum beeinträchtigt
b) Temperatur und Atmung im normalen Bereich
c) Fehlen von krankhaften Veränderungen am Nabel oder an den Gelenken

522 a (Lit. 31, S. 728ff.)

523 c, d

524 b (Lit. 31, S. 753)

525 c

526 b (Lit. 20, S. 275)

527 a) Verdünnung der Milch mit Tee, Gesamtflüssigkeitsmenge pro Tag erhöhen
b) Kochen der Milch
c) Reduktion der pro Mahlzeit verabreichten Milchmenge
d) Häufigeres Verabreichen von kleinen Portionen
e) Zufügen von nichtpasteurisiertem Joghurt

528 d

529 d (Lit. 20, S. 278)

530 a) Hochimmunseren oder Gammaglobuline, parenteral und/oder oral
b) Vitaminkombinationen
c) Antibiotika (Injektion und orale Nachbehandlung über mehrere Tage)
d) Schluckvakzine gegen E.-coli-Infektionen

531 a) Sepsis (E. coli, Salmonellen, BVD)
b) Weißmuskelkrankheit (Herzmuskel)
c) Mißbildungen des Herzens
d) Perforierende Labmagengeschwüre

532 a (d ist weniger spezifisch) (Lit. 20, S. 263)

533 a

534 Linsengroße Erosionen und Nekrosen am Zahnfleisch, am Gaumen und
an den Papillen der Backenschleimhaut. Profuser, wäßriger Durchfall mit
Blutbeimengungen (Lit. 31, S. 743)

535 a (Lit. 9, S. 265; Lit. 31, S. 750)

536 c (Lit. 20, S. 283)

537 Verabreichung von Blut eines gesunden Tieres des gleichen Bestands, per
os (etwa 500 ml) und subkutan (50-100 ml) unmittelbar nach der Geburt

538 a) Rehydratation (Elektrolyte)
b) Bekämpfung der Azidose (Natriumbikarbonat)
c) Sicherstellung der energetischen Versorgung (Glukose)
d) Ruhigstellung des Darmes (Spasmolytika)

539 Aufnahme kleiner Portionen, dadurch bessere Labgerinnung; keine
großen Zeitintervalle zwischen der Milchaufnahme (besonders in den
Nachtstunden); Senkung der Diarrhoerate in Problembeständen;
arbeitssparendes Verfahren (Lit. 14, S. 495)

540 Mit hoch fieberhafter Störung des Allgemeinbefindens einhergehende
Entzündung der Maulhöhle, mit umschriebenen diphtheroiden Belägen,
verursacht durch Fusobacterium necrophorum (Lit. 14, S. 528)

541 Bei Vorliegen einer Omphalophlebitis ist ein in Richtung Leber ziehender
derber Strang fühlbar. Ein nach kaudodorsal laufender derber Strang

spricht für eine Entzündung der Nabelarterie (Omphaloarteriitis) oder des Urachus (Urachitis), außerdem durch Anwendung der Sonographie nachweisbar (Lit. 20, S. 315ff.)

542 a) Kohle, Aluminium-Magnesium-Silizium-Verbindungen
b) Tannin, Cortex quercus
c) Fenchel, Kümmel, Anis, Kamille
d) Chymosin, Pepsin, Laktofermente
e) Laktobazillen, Joghurt

543 a) Reduzierter Hautturgor
b) Eingesunkene Augen
c) Trockene Schleimhäute
d) Reduzierte Jugularisfüllung

544 a) Die passive Immunisierung führt vor allem zu einer humoralen und nur beschränkt zu einer lokalen Immunität
b) Das Infektionsgeschehen kann durch Erreger bedingt sein, gegen die das Immunserum keine Antikörper enthält

545 c

546 b

547 c

548 c

549 Partiell kompensierte metabolische Azidose

Vermischte Probleme

550 a, b, e

551 b (Lit. 31, S. 640ff.)

552 a, c, d, e

553 Kälber sind unterentwickelt und lebensschwach (Spätasphyxie infolge Surfactant-Mangel), teilweise haarlos, oft ödematös und zeigen meistens eine deutliche Kropfbildung (Lit. 14, S. 507; Lit. 28) *zum Teil*

554 a, c

555 e

556 a) Niedrige Tränkekonzentrationen (8-12 % Trockensubstanz)
b) Orale Verabreichung von Antibiotika während 5-8 Tagen in Form der sogenannten Medizinalmilch
c) Separieren kranker Kälber

557 c (Lit. 20, S. 331ff.)

558 Verabreichung von 250 bis 400 mg Vitamin B_1, langsam i.v. oder s.c.

559 a (Lit. 31, S. 1042)

560 Vergrößerung der Zitzen, der Gll. bulbourethrales und Metaplasien in den akzessorischen Geschlechtsdrüsen

561 b (Lit. 20, S. 331ff.)

562 Zerstörung der Hornanlagen durch Ätzen (Stifte, Pasten), Brennen (Thermokauter) oder Exzision nach *Roberts* (Lit. 20, S. 335)

563 b

564 Wasserfreies Natriumselenit: 0,2 mg/kg KM i.m. und Vitamin E 5 mg/kg KM i.m. (Lit. 20, S. 326ff.)

C. Pferd

1. Physiologie der Fortpflanzung

565 Mit 2-3 Jahren, je nach Rasse (Lit. 15, S. 410)

566 336 Tage, mit erheblichen physiologischen Abweichungen (320-355 Tage) (Lit. 14, S. 80)

567 b (Lit. 42, S. 211)

568 Scheidenschleimhaut hyperämisch, stark feucht, spiegelnd; Portio vaginalis cervicis breit verlaufend und schlaff. Zervikalkanal leicht für 2-3 Finger passierbar. Häufig Ansammlung von grauem, wäßrig-schleimigem Brunstsekret am Scheidenboden (Lit. 42, S. 217)

569 d (Lit. 36, S.113ff.; Lit. 37, S. 1326)

570 Uterus teigig vergrößert und relaxiert; Hörner erscheinen verkürzt (Lit. 42, S. 217)

571 e (Lit. 15, S. 586)

572 b

573 b (Lit. 15, S. 117)

574 a (Lit. 15, S. 584)

575 d (Lit. 36, S. 272ff.; Lit. 40, S. 164)

576 e (Lit. 36, S. 272ff.; Lit. 41, S. 161ff.; Lit. 42, S. 210)

577 c

578 Vom 15. Februar bis 15. Juli (Lit. 42, S. 210, S. 222)

579 a, b (Lit. 36, S. 279ff.)

2. Trächtigkeitsdiagnose, Fortpflanzungsstörungen

580 a (wegen embryonaler Mortalität ist jedoch eine Nachuntersuchung um den 30. Tag indiziert) (Lit. 5, S. 43ff.)

581 b (Lit. 15, S. 26)

582 c (Lit. 7, S. 155)

583 b (in Grenzbereichen häufig zweifelhafte Ergebnisse) (Lit. 36, S. 419ff.; Lit. 6, S. 26f.)

584 d

585 a) Hämagglutinationshemmungstest („MIP")
b) ELISA-Test (Lit. 15, S. 30)

586 a) Sensibilisierung des Uterus (auffallend starker Tonus)
b) Gleichzeitig kleines, dünnwandiges, von der ventralen Kurvatur ausgehendes Säckchen im tragenden Horn nahe dem Corpus uteri (Lit 15, S. 26ff.; Lit. 42, S. 221)

587 Embryonaler Fruchttod mit persistierender Aktivität der „endometrial cups" (Lit. 42, S. 213)

588 1. Im Corpus luteum graviditatis (etwa bis 30. Tag)
2. Von akzessorischen Gelbkörpern (etwa 30. bis 120. Tag)
3. In der Plazenta (im weiteren Verlauf der Trächtigkeit)
(Lit. 42, S. 212)

589 a) Portio vaginalis cervicis kleinzapfenförmig
b) Falten des Orificium uteri externum mit zähem Schleim verklebt
c) Scheidenschleimhaut blaß und trocken
(Lit. 36, S. 330ff.)

590 a) Zu lange oder zu warm gelagertes Serum (Verlust der biologischen Aktivität)
b) Individuelle Schwankungen in der Ausbildung der „endometrial cups". Blutuntersuchungen in den zeitlichen Grenzbereichen der Teste vermeiden!
c) Verdorbene Testreagenzien
d) Blutentnahme zum falschen Zeitpunkt

591 d (Labien senkrecht bis maximal 10° von der Senkrechten nach kranio-dorsal abweichend; ¾ des Labienbereichs unterhalb des Beckenbodens)

592 Wenn nach täglicher Verabreichung von je 20 mg Chlormadinonacetat während 20-30 Tagen die Symptome verschwinden, wird im allgemeinen auch die Kastration den gewünschten Effekt zeigen

593 d, e

594 b (Lit. 42, S. 225, S. 228)

595 c (gramnegatives kokkoides Stäbchen) (Lit. 42, S. 228, S. 231)

596 a) Zyklusunregelmäßigkeiten
b) Genitalinfektionen
c) Herabgesetzte Fruchtbarkeit der Hengste
d) Seuchenhaftes Verfohlen
e) Nicht optimaler Decktermin
f) Kurze Decksaison

597 a, e (Lit. 38, S. 478ff.)

598 a, b, c

599 c (Lit. 41, S. 537; Lit. 42, S. 241)

600 a, b, c (Lit. 16, S. 258)

601 a (Erreger der CEM)
b (Equines Coitalexanthem, Bläschenausschlag)
d (Dourine, Beschälseuche)
(Lit. 42, S. 224, S. 228)

602 Füllung des Uterus mit 1-2 Liter 0,9%iger NaCl-Lösung, Fütterung verbessern, Licht (Lit. 42, S. 210)

603 b (Equines Herpesvirus III) (Lit. 38, S. 851ff.; Lit. 39, S. 156; Lit. 42, S. 224)

604 a

605 c (Lit. 27, S. 484)

606 b, d (Die Übertragung kann auch durch kontaminierte Instrumente erfolgen. Infizierte Hengste weisen keine klinischen Symptome auf) (Lit. 42, S. 228, S. 231)

3. Gravidität, Geburt, Puerperium

607 c (Lit. 15, S. 168; Lit. 21, S. 232; Lit. 42, S. 241)

608 b, d (Lit. 14, S. 199; Lit. 42, S. 38ff., S. 225 und 228)

609 d (Lit. 14, S. 161)

610 b (Lit. 15, S. 165; Lit. 42, S. 38ff.)

611 d (Prostaglandine - einmalige Injektion - können bis zum 40. Tag der Trächtigkeit den Abort auslösen. Die Anwendung in der frühembryonalen Phase ist jedoch vorzuziehen)

612 d (Lit. 15, S. 166)

613 c

614 d, eventuell auch e (Lit. 15, S. 353f.)

615 b (Lit. 42, S. 38ff.)

616 b

617 a) Laparotomie und direkte Retorsion oder
b) Versuch der indirekten Retorsion durch Brettwälzmethode (Risiko der Uterusruptur)
(Lit. 14, S. 161)

618 Impfung des gesamten Bestands mit Lebendvakzine; ausgenommen sind kranke Tiere und Stuten, die länger als 5 Monate gravid sind (Lit. 15, S. 168; Lit. 42, S. 42)

619 b (Lit. 14, S. 614)

620 a, b (bei intravenöser Injektion von Oxytocin sind im allgemeinen 8 bis 10 I.E. ausreichend) (Lit. 42, S. 244ff.)

621 b (Lit. 14, S. 99)

622 Zweihörnerträchtigkeit mit Ventroflexio des Uterus

623 a

624 Puerperale Intoxikation und Infektion (Lit. 14, S. 421ff.)

625 Weil verbleibende Eihautreste zu einer puerperal-toxischen Erkrankung mit dem Risiko einer Hufrehe führen können

626 a, c

627 e

628 c, d (Lit. 15, S. 359)

629 Bei der Stute kommt es zu erheblichen Blutungen aus Uterusgefäßen, die daher ligiert werden müssen. Eventuell Schmiedensche Naht vor der Lembertnaht

630 Torticollis mit Schädelskoliose, Gefahr der Uterusperforation bei verstärktem Auszug (Lit. 15, S. 327)

631 a (Lit. 42, S. 215)

632 a

633 a) Retentio secundinarum, Aborte, Lochiometra, verschleppte Geburten
b) Histaminbildung (allergische Reaktion) und bakterielle Toxine (Mikrothrombenbildung im Kapillarnetz des Hufes)
c) Wiederholte Uterusspülung mit 0,9 %iger NaCl-Lösung und anschließender antibiotischer Uterusversorgung

4 Fohlenkrankheiten

634 Etwa ab 304. Tag (Lit. 14, S. 80)

635 a

636 b (Lit. 14, S. 489)

637 Blutgruppeninkompatibilität zwischen fetalen Erythrozyten und kolostralen Antikörpern (Lit. 42, S. 103ff.)

638 c (Lit. 42, S. 466)

639 b (bei gewissen Anamnesen eventuell c)

640 Transfusion von Blut eines anderen Pferdes, nach vorherigem Test zum Ausschluß einer eventuellen In-vitro-Hämolyse (Lit. 42, S. 103ff.)

641 Tonisch-klonische Krämpfe, Knirschen mit den Zähnen, Verlust des Saugreflexes oder der Saugfähigkeit, Nystagmus, Schweißausbruch, Sinnesstörung (z. B. scheinbare Blindheit), bellende oder grunzende Laute, Atemstörungen (respiratorischer Distress) (Lit. 14, S. 487)

642 a, b, d

643 a (Lit. 14, S. 101)

D. Schwein

1. Physiologie der Fortpflanzung

644 d (Lit. 15, S. 637)

645 b (90-100 kg) und c (mindestens 7 Monate) (Lit. 46, S. 279)

646 c (Lit. 45, S. 261)

647 1-3 Tage, Rötung und Schwellung der Scham, leicht geöffnete
Schamspalte, geringgradig getrübter bis klarer Scheidenausfluß, Unruhe,
Aufreitversuche, Kontaktsuche mit Pfleger

648 c (Lit. 45, S. 262)

649 Wie Proöstrus (siehe Frage Nr. 647). Zusätzlich: Stehenbleiben bei Druck
auf Lendenkreuzbereich (Reitversuch); Deckbereitschaft: bei Annäherung
des Ebers sägebockartige Stellung, schiefe Kopfhaltung und rhythmisches
Ohrenspiel

650 b (Lit. 45, S. 265)

651 a) Saisonale Infertilität (hohe Stalltemperaturen im Hochsommer, vom
  Wildschwein ererbte Ruhe der Sexualpotenz im Frühherbst)
b) Umweltfaktoren bei der Intensivhaltung
c) Frühabsetzen (besonders nach dem ersten Wurf)
d) Energie- und Eiweißmangel
e) Chronische Krankheiten (Endoparasiten, Pneumonie, Endokarditis,
  Harnwegsinfektionen)
(Lit. 45, S. 283f.)

652 Aufgrund der bisherigen Erfahrungen nicht

653 $PGF_{2\alpha}$ und $PGF_{2\alpha}$-Analoge wirken beim Schwein erst ab dem 11. oder 12.
Zyklustag luteolytisch (Lit. 1, S. 40; Lit. 15, S. 407)

654 a, bei „early weaning" auch b (Lit. 43, S. 104; Lit. 46, S. 12)

655 5-45 Minuten (Lit. 14, S. 97)

656 a (Lit. 45, S. 270)

2. Trächtigkeitsdiagnose, Fortpflanzungsstörungen

657 a, b, bei schweren Sauen und fortgeschrittener Gravidität auch d (Lit. 6, S. 440ff.; Lit. 45, S. 275f.)

658 S = Stillbirth (Totgeburten)
M = Mummification
ED= Embryonic Death (embryonaler Tod)
I = Infertility
(Lit. 6, S. 325; Lit. 45, S. 296ff.)

659 b, c, e (Lit. 6, S. 444)

660 a, c, (Lit. 46, S. 255ff.)

661 c, d, e (Lit. 14, S. 200)

662 d

663 d (Lit. 45, S. 292)

664 a (Lit. 6, S. 442)

665 Bis zum Zeitpunkt des Erreichens der immunologischen Kompetenz der Feten (70. Trächtigkeitstag) (Lit. 44, S. 291f.)

666 Angeborene Mißbildungen der Genitalorgane

667 1 b, 2 a (Lit. 46, S. 12)

668 a, b (Lit. 45, S. 285)

669 d (ab 40. Tag)
e (zwischen 30. und 65. Tag) (Lit. 45, S. 276)
f (3.-4. Trächtigkeitswoche) (Lit. 5, S. 223)

670 b, d (Lit. 46, S. 369)

671 e (Lit. 45, S. 284)

672 a, b, c, d (Lit. 45, S. 283ff.)

3. Geburt, Puerperium

673 a, b (Lit. 46, S. 276)

674 a) Unruhe
b) Drang zum Nestbau
c) Hyperämie und Ödemisierung der Milchdrüse und der Labien
d) Einschießen der Milch, 3-6 Stunden ante partum Milch im Strahl ermelkbar
(Lit. 43, S. 925)

675 a) Bessere Geburtsüberwachung (Geburten vorwiegend am Tag, Reduktion der perinatalen Mortalität)
b) Wurfausgleich (problemlose Ergänzung kleiner Würfe durch Ferkel von Sauen mit großen Würfen)
c) Arbeitsersparnis bei prophylaktischen Maßnahmen an größeren Tiergruppen
d) Ermöglichung des Rein-Raus-Verfahrens (Senkung des Infektionsdrucks, Unterbrechung von Infektionsketten: Coliruhr der Ferkel, MMA-Komplex)

676 a (Lit. 14, S. 109)

677 b, c (Lit. 15, S. 255)

678 Eine unter Umständen aus mangelnder Bewegung resultierende Darmträgheit kann der Entstehung des sogenannten MMA-Komplexes förderlich sein

679 Aggressives Verhalten gegenüber neugeborenen Ferkeln; Ferkel werden gebissen und oft getötet; tote Ferkel werden eventuell aufgefressen (Lit. 45, S. 325)

680 b (Lit. 14, S. 403)

681 Injektion von $PGF_{2\alpha}$ oder eines $PGF_{2\alpha}$-Analogs ab dem 112. Tag nach dem Belegen (Lit. 45, S. 312f.)

682 b (Lit. 45, S. 333)

683 b, ausnahmsweise auch a (Lit. 14, S. 388)

684 e (Lit. 45, S. 331)

685 Abgehen der Nachgeburt; Futteraufnahme, ruhiges Liegen der Sau; Lockrufe; ungestörtes Saugenlassen der Ferkel

686 Mastitis-Metritis-Agalaktie-Komplex (Lit. 45, S. 327f.)

687 a (Gefahr der Verblutung) (Lit. 14, S. 344)

688 b (Lit. 14, S. 389)

689 a

690 1. Senkung des Infektionsdrucks
2. Verbesserung des Immunstatus
3. Anregung der Uteruskontraktion
(Lit. 45, S. 330f.)

691 Torsio uteri (Lit. 14, S. 241)

692 c, d (Lit. 45, S. 343ff.)

693 Schwellung der Scheide und Scham, so daß die Geburt weiterer Ferkel per vias naturales unmöglich wird

694 Über längere Zeit dauernde bewußte Beigabe von Kot von Ferkeln und Altsauen ins Futter als gezielte Maßnahme zur Immunisierung von zugekauften Jungsauen. Diese „Schluckimpfung" sollte etwa 3 Wochen vor dem Belegen (SMEDI) und 3 Wochen vor dem Abferkeln (MMA-Komplex) zumindest über mehrere Tage erfolgen (Lit. 14, S. 136)

4. Krankheiten der Saugferkel

695 e (Lit. 14, S. 493; Lit. 20, S. 460)

696 a) Benzathinpenicillin (200 000 I.E./Tag parenteral)
b) Muttertiervakzination mit bestandsspezifischem Impfstoff
(Lit. 45, S. 61)

697 b (Lit. 14, S. 585; Lit. 20, S. 433)

698 Milchmangel beim Muttertier; bei forcierten Kämpfen der hungrigen Ferkel um die besten Zitzen verletzen sich die Ferkel gegenseitig

699 c (Lit. 14, S. 582; Lit. 20, S. 427)

700 Gutartig verlaufende Form der Teschener Schweinelähme. Virusbedingte Polioenzephalomyelitis, gekennzeichnet durch Bewegungsinkoordination, Schwäche der Nachhand und eventuell anschließende Lähmung (Lit. 14, S. 592)

701 c (ältere Ferkel b) (Lit. 14, S. 582; Lit. 20, S. 427)

702 b (Lit. 14, S. 578; Lit. 20, S. 452)

703 a (Lit. 14, S. 504; Lit. 20, S. 441)

704 a, c, d (Lit. 14, S. 493)

705 e (Lit. 14, S. 504; Lit. 20, S. 441)

706 Aujeszkysche Krankheit (Lit. 14, S. 591; Lit. 20, S. 454)

E. Schaf, Ziege

1. Physiologie der Fortpflanzung

707 c (Lit. 6, S. 331 und 345; Lit. 48, S. 297)

708 b (Lit. 6, S. 331; Lit. 48, S. 297)

709 d (gesenkter Kopf bei Herannahen des Bockes) (Lit. 15, S. 656; Lit. 48, S. 297)

710 Durch die Laktation

711 a (Lit. 6, S. 331; Lit. 48, S. 297)

712 b (frühreife Rasse)
c (spätreife Rasse)
(Lit. 6, S. 331)

713 150 Tage (144-156 Tage) (Lit. 14, S. 80; Lit. 48, S. 252)

714 a) Geschlechtsreife
b) Gewicht
c) Decksaison

715 b (Lit. 14, S. 112)

716 August/September bis Dezember/Januar

717 c (Lit. 14, S. 116)

718 a) Schwellung und Rötung der Vulva
b) Stellen des Schwanzes und schnelle Schwanzbewegungen
c) Duldungsreflex

719 Verwendung eines vasektomierten oder mit einer Bockschürze versehenen Suchbocks, unter Umständen in Verbindung mit Markiereinrichtung zur Kennzeichnung besprungener Schafe (Lit. 47, S. 280)

720 c (Lit. 14, S. 450; Lit. 48, S. 288)

721 a (Lit. 14, S. 99; Lit. 48, S. 256)

2. Trächtigkeitsdiagnose, Fortpflanzungsstörungen

722   c (Lit. 6, S. 439)

723   d (Lit. 48, S. 257)

724   a, c

725   a, b, d, (Lit. 47, S. 188; Lit. 48, S. 61ff.)

726   b (Lit. 5, S. 197)

727   c (Lit. 14, S. 186f.; Lit. 48, S. 69ff.)

728   a) Mangelhafter Verschluß des Zervikalkanals, Infektion, Fruchttod
b) Mangelhafte Zervixdilatation sub partu („Ringwomb"), Spontangeburt ausgeschlossen
c) Verletzungen der Scheidenschleimhaut
d) Ruptur der Scheidenwand mit Öffnung der Bauchhöhle und eventuell Vorfall von Därmen oder einem Uterushorn

729   c (Lit. 6, S. 437)

730   a (Lit. 15, S. 685; Lit. 48, S. 259ff.)

731   Untersuchung des Harnes auf Ketonkörper (Lit. 14, S. 187; Lit. 48, S. 71)

732   e (Lit. 48, S. 62)

733   a) Mehrlingsträchtigkeit
b) Streß (Transporte, Wanderungen)
c) Mastkondition im ersten Drittel der Trächtigkeit
d) Quantitativ und qualitativ unzureichendes Futterangebot im letzten Drittel der Trächtigkeit
e) Parasitosen
f) Allgemeinerkrankungen
g) Fehlende Bewegung
h) Klima

734   a, b, d

735   d (Lit. 48, S. 39f.)

736   f (eventuell a)

737 b, d, e

738 e (a bei wiederholten Untersuchungen, vor allem als Herdentest)

739 a, b, d, (Lit. 47, S. 60, S. 62, S. 96)

740 a

741 b (Lit. 47, S. 56)

3. Geburt, Puerperium, Mastitis

742 c, d, f

743 d

744 e

745 a, b, d, e

746 a, b, c

747 c (an einer Mastitis erkrankte Schafe separieren; sobald Allgemeinbefinden ungestört, verwerten) (Lit. 48, S. 249)

748 b

749 b (Lit. 14, S. 387)

750 Multiple, tiefe Schnitte in das Eutergewebe der veränderten Euterhälfte

751 c

752 a

753 b (Lit. 48, S. 246)

754 Nein

755 a, b, d

756 b

757 a (Lit. 49, S. 258 und 282)

4. Krankheiten der Lämmer

758 c (Lit. 14, S. 508; Lit. 48, S. 81ff.)

759 d (Lit. 14, S. 575)

760 a (Lit. 14, S. 572; Lit. 48, S. 41)

761 Virusbedingte Dermatitis an Lippe, Nase und eventuell distal an Gliedmaßen. Bei adulten Schafen auch an Euter und äußeren Geschlechtsorganen (Lit. 14, S. 574; Lit. 48, S. 15)

762 a (Lit. 14, S. 570; Lit. 20, S. 367)

763 a) Vitamin E, 5 mg/kg Körpermasse, mindestens 50 mg pro Tier
b) Selen, 0,2 mg/kg Körpermassen, mindestens 1 mg pro Tier

764 Eine persistierende Nabelschnur ist ein Hinweis für das Vorliegen einer omphalogenen Infektion, meist verbunden mit nekrotisierenden Prozessen in der Bauchhöhle oder Metastasen in den Gelenken

765 c (Lit. 14, S. 575; Lit. 48, S. 160f.)

766 Auftreten von Lämmern mit auffälligen Vliesveränderungen (Verlust der Wollkräuselung, verlängertes Überhaar) und Zitterkrampf (sogenannte „Hairy Shaker"). Im allgemeinen 3-5 Jahre nach gehäuftem Verlammen (Lit. 14, S. 201f.; Lit. 48, S. 265)

767 a (Lit. 14, S. 570; Lit. 48, S. 213)

F. Hund, Katze

1. Physiologie der Fortpflanzung

768 b, d (Lit. 50, S. 251)

769 Brunst (Östrus): Zeit der Deckbereitschaft
Läufigkeit: Zeitraum, der die Phase der proöstralen Blutung (7-13 Tage), die Phase der Deckbereitschaft (3-8 Tage) und die Phase des frühen Metöstrus (2-3 Tage) umfaßt

770 58 (59) - 68 Tage (Lit. 56, S. 424; Lit. 57, S. 651)

771 Bei Duldung des Besprungenwerdens; Vaginalschleimhaut auffällig hell, mit ausgeprägten, dichten Falten (schollenartiges Aussehen); im Vaginalabstrich mindestens 90 % azidophile Superfizialzellen

772 a (Lit. 15, S. 424)

773 b, vereinzelt c (Lit. 52, S. 561)

774 Ödemisierung und dadurch Vergrößerung der Scham; in der Menge abnehmender Vaginalfluor, der im Proöstrus fleischwasserähnlich bis blutig ist, im Östrus jedoch mehr grau-schleimig wird. Deckbereitschaft in der Östrusphase (Lit. 57, S. 625; Lit. 60, S. 613)

775 Placenta vera zonaria endotheliochorialis (Lit. 53, S. 63)

776 c (Lit. 14, S. 424)

777 a) Auftreten von neutrophilen Granulozyten
b) Abnahme der azidophilen Superfizialzellen
c) Auftreten von Parabasalzellen
(Lit. 53, S. 110f.; Lit. 57, S. 628; Lit. 60, S. 617)

778 b (Lit. 65, S. 1479)

779 Saisonal polyöstrisch (Lit. 53, S. 14)

780 5-14 Monate

781 d (Lit. 65, S. 1482)

782 Nach 2-3 Wochen (Lit. 63, S. 513), z. T. 15-16 Tage (Lit. 62, S. 130)

783 Wahrscheinlich durch eine stille Brunst (Lit. 53, S. 14)

784 b (Lit. 58, S. 514)

785 63-65 Tage, bei Siam- und Abessinerkatzen bis zu 72 Tagen (Lit. 15, S.105)

2. Diagnose, Störungen und Beeinflussung des Sexualzyklus

786 a, b (Lit. 60, S. 614ff.)

787 c (Lit. 57, S. 638)

788 Verabreichung von Gestagenen (Lit. 58, S. 522; Lit. 64, S. 1481)

789 a, b

790 Anöstrus, bis 1 Monat vor der zu erwartenden Läufigkeit

791 b, d

792 Östrogenmangel (Lit. 50, S. 273)

793 b, f (Lit. 57, S. 663; Lit. 60, S. 618ff.)

794 a, b, c, d sind zutreffend

795 b

796 c (Lit. 60, S. 627ff.)

797 a bis e sind zutreffend (die Komplikationen a, c und d scheinen nach Anwendung von Proligeston seltener zu sein als nach Anwendung von Medroxyprogesteronacetat) (Lit. 60, S. 624)

798 c (Lit. 57, S. 628; Lit. 60, S. 616)

799 a) Depotstörungen [Depotöstrogen] (z. B. Östradiolvalerat), einmalig 0,5-3 mg am 1. oder 2. Tag nach dem Decken
b) Kurzwirkendes Östrogen (z. B. Östradiolbenzoat), dreimalig im Abstand von 2 Tagen, beginnend zwischen 1. und 3. Tag post coitum. Initialdosis 0,2 mg/10 kg KM, 2. und 3. Injektion: je die Hälfte der Initialdosis (Lit. 57, S. 637)

800 c, d

801 a, b, c, e (Lit. 60, S. 626ff.)

802 a) Erneutes Auftreten von Läufigkeitssymptomen
b) Glandulärzystische Hyperplasie des Endometriums
c) Pyometra
d) Panmyelophthise (sehr selten)
(Lit. 57, S. 637; Lit. 60, S. 637)

803 c

804 a) (täglich 25-50 mg Ephedrin-HCl oral. Bei Hündinnen unter 10 kg KM
genügt meist eine Tagesdosis von 10 mg)
b) z. B. 1 mg/10 kg KM Östadiolvalerat i.m., Wiederholung nach Bedarf,
Risiko von Nebenwirkungen
c) (Dosierung wie bei Läufigkeitsverhinderung, Wirkung unzuverlässig)
Das optimale Behandlungsschema ist empirisch zu ermitteln, da
Hündinnen individuell unterschiedlich ansprechen (Lit. 60, S. 626)

805 a) 0,01-0,02 mg/Tier
b) 50-100 I.E./Tier
c) 20-50 mg/Tier
(Lit. 57, S. 632)

806 a) Niedrige Dosierung
b) Möglichst frühzeitige Applikation
c) Keine Östrogenverabreichung mehr bei Hündinnen, die im frühen
Metöstrus (16.-21. Tag) gedeckt wurden
d) Applikation nur an genitalgesunde Hündinnen; grundsätzlich
Aufklärung des Besitzers über eventuelle Schadwirkungen
(Lit. 57, S. 637)

807 d (Lit. 61)

808 ɔ

809 Provokation einer Pyometra. Der Besitzer ist über die Frühsymptome zu
informieren.

810 a) (z. B. 25-50 mg Medroxyprogesteronacetat)
b) 50-100 µg Gonadorelin
c) 50-100 I.E. hCG

3. Erkrankungen von Uterus, Vagina und Gesäuge

811 Wann war die Hündin zum letzten Mal läufig?
(Der Vorbericht spricht für eine Pyometra. Pyometren führen meistens innerhalb der ersten 8 Wochen nach einer Läufigkeit zu klinischen Störungen)

812 b, d (Mastitiden sind bei der Scheinträchtigkeit eine Ausnahme)
(Lit. 60, S. 639)

813 d (ausnahmsweise c) (Lit. 57, S. 645)

814 a, b (Lit. 57, S. 642)

815 a) Läufigkeit
b) Zystitis
c) Vaginitis
d) Vaginaltumoren
e) Endometritis/Pyometra
f) Abort
g) Puerperium

816 a, b, e (Lit. 57, S. 647)

817 a, c (Lit. 57, S. 639; Lit. 60, S. 632)

818 a) (deutliche Zunahme ab 5 Jahren)
b) (wiederholte Verabreichung von Medroxyprogesteronacetat)
(Lit. 57, S. 647)

819 Bei Hündinnen mittlerer Größe (20 kg KM): 0,05 mg Östradiol i.m. und 20 I.E. eCG i.m./Tag während 5 Tagen, am 5. Tag zusätzlich 500 I.E. hCG i.m. (Lit. 57, S. 632)

820 c z. B. Naloxon (Narcanti®), 0,01 mg/kg KM, 1-2 mal tägl. s.c.
d z.B. Bromocriptin (Parlodel®, Pravidel®), oral (eventuell 30 Minuten vor der Behandlung prophylaktisch gegen eine mögliche Nausea ein Antiemetikum verabreichen)
In leichtgradigen Fällen anstelle von Medikamenten Änderung von Fütterung und Haltung: Reduktion von Futter- und Tränkeaufnahme, Änderung der Fütterungszeiten, Entfernen von Spielzeugen, Änderung des Ruheplatzes; Halskrause zur Verhinderung des Milchabsaugens, Kühlen des Gesäuges, viel Bewegung (Gesäugemassagen sind zu unterlassen) (Lit. 60, S. 640)

821 e (Lit. 63, S. 338)

822 a, c

823 d (Lit. 60, S. 639)

824 b

825 Hochgradige Hyperplasie, Proliferation und Ödemisierung der Vaginalschleimhaut infolge Östrogenwirkung (Lit. 57, S. 645, Lit. 60, S. 636)

826 d, e

827 b (Lit. 60, S. 634)

828 d (Lit. 57, S. 647)

829 e

830 a

831 c (Lit. 60, S. 634)

832 d, in leichten Fällen a (Lit. 60, S. 636f.)

833 Entstehung einer sogenannten Stumpfpyometra

834 d (Lit. 52, S. 573; Lit. 57, S. 647)

835 c

836 Boxer, Doggen, Bernhardiner (Lit. 57, S. 645)

837 b

838 a) Rückenlage des Hundes, Beckenhochlagerung
b) Nach vorne Ausbinden der Hinterextremitäten
c) Einlegen eines Harnkatheters zur Orientierung
d) Episiotomie mit Öffnung des Vestibulumdachs
(Lit. 54, S. 679; Lit. 57, S. 644)

839 e (Lit. 55, S. 156; Lit. 58, S. 518)

840 b (Lit. 57, S. 643)

841 c, d, e (während 5-8 Tagen 3 mal täglich je 20 μg $PGF_{2\alpha}$/kg KM i.m.)
(Lit. 60, S. 634)

4. Trächtigkeit, Geburt, Puerperium

842 a

843 a, e (Ampullenstadium) (Lit. 15, S. 683; Lit. 57, S. 628)

844 f

845 Ultraschall-Echographie; Nachweis der Fruchtblasen ab 21. Tag (Lit. 5, S.
233)

846 b (Lit. 55, S. 153; Lit. 62, S. 135)

847 b (Lit. 15, S. 206ff.; Lit. 57, S. 663)

848 a (Lit. 57, S. 651; Lit. 60, S. 644)

849 b (Lit. 15, S. 247; Lit. 57, S. 650)

850 a) 46. Tag
b) 26. Tag (bis 30. Tag) und wieder ab 50. Tag
c) 55. Tag
d) 35. Tag
e) 20. Tag
(Lit. 5, S. 233; Lit. 60, S. 620f.)

851 a, d (Lit. 57, S. 651; Lit. 60, S. 644)

852 b, c (Lit. 57, S. 649; Lit. 60, S. 642)

853 e

854 b, f

855 Falscher Deckzeitpunkt (zu früh, zu spät), störender Einfluß der Besitzer,
psychische Faktoren (fremde Umgebung, Unerfahrenheit, Angst,
individuelle Abneigung zwischen den Deckpartnern), zu enger Introitus
vaginae bei der Hündin

856 Laparotomie (Lit. 14, S. 162, S. 241; Lit. 57, S. 649)

857 Je nach Körpermasse 0,25-1 I.E. pro Tier, eventuell fraktioniert oder nach vorheriger Verabreichung eines Uterusrelaxans (Lit. 60, S. 647)

858 a) Wiederansteigen der Körpertemperatur
b) Gestörtes Allgemeinbefinden
c) Wunsch des Besitzers nach lebenden Welpen

859 a (bei Primiparen und bei großen Würfen können auch 6-12 Stunden als normal beurteilt werden) (Lit. 53, S. 337)

860 Zirkuläre Ruptur oder Abriß des betreffenden Uterushornabschnitts

861 a) Uterusspasmus
b) Sistieren der Geburt
c) Uterusruptur

862 a) Hündin mit normaler Wehentätigkeit: 4 Stunden
b) Hündin mit verstärkter Wehentätigkeit: 2 Stunden

863 a

864 d

865 Beginnende Ablösung einer Nachgeburt; einer der Welpen ist unter Umständen bereits gestorben

866 c (Lit. 57, S. 659; Lit. 60, S. 651)

867 a

868 b (z. B. Medroxyprogesteronacetat, 2 mg/kg KM) (Lit. 57, S. 659)

869 c (Lit. 14, S. 109; Lit. 57, S. 657)

870 d (Lit. 14, S. 440; Lit. 57, S. 659)

871 Partielle, ulzerierende Nekrose der puerperalen Uteruswand der Hündin im Bereich der Pars uterina der Plazenta, die unter Umständen zur Perforation der Uteruswand führen kann. Das Plazentargeschwür ist meist verbunden mit anhaltendem blutig-wäßrigem Scheidenausfluß (Lit. 57, S. 658, Lit. 60, S. 651)

872 Subinvolution der Plazenta (SIPS) (Lit. 14, S. 423f.)

873 c (Lit. 57, S. 659; Lit. 60, S. 651)

874 b (Lit. 60, S. 651)

875 a) Kalziumglukonatlösung, langsam körperwarm i.v.
b) Zufüttern der Welpen (vor dem Saugenlassen)
c) Verabreichung von Kalzium per os
d) Bei schweren akuten Anfällen eventuell zusätzliche Sedierung
(Lit. 60, S. 651)
e) Bei mehrmaligem Rezidiv: Reduzierung der Anzahl der Welpen
(Amme, künstliche Aufzucht)

5. Probleme und Erkrankungen bei Welpen

876 d

877 Konstant warme (30-32° C) und trockene Haltung der Welpen. Alle 3
Stunden (bis 4. Tag) Verabreichung von körperwarmer, möglichst frisch
zubereiteter Nahrung (Hundemilch-Ersatzpräparat); Regulierung von
Harn- und Kotabsatz durch Reinigung des Afters und der Perinealgegend
der Welpen mit feuchtem, lauwarmem Wattebausch nach jeder Fütterung
(bis zum 10. Tag) (Lit. 20, S. 470ff.; Lit. 57, S. 660)

878 a (Lit. 14, S. 595)

879 b (Lit. 51, S. 171)

880 a (Lit. 20, S. 471; Lit. 57, S. 660)

881 c

882 a

883 a) Feline Rhinotracheitis
b) Infektiöse Katzenrhinitis
c) Leukopenie
d) Feline-Coronavirus-Infektion (FECV)
e) Feline-Rotavirus-Infektion
f) Feline infektiöse Peritonitis (FIP)
(Lit. 14, S. 597f.; Lit. 20, S. 492ff.; Lit. 64, S. 1508f.)

884 b (Lit. 59)

885 Ja (z. B. Hakenwürmer und Askariden) (Lit. 20, S. 500)

886 a) Anorexie
b) Lethargie und Abmagern während der ersten Lebenswochen mit l
letalem Ausgang (Lit. 20, S. 499f.; Lit. 51, S. 175ff.)

887 c (Lit. 60, S. 510)

888 Etwa 20-30 % des Körpergewichts

889 b

890 b (Lit. 57, S. 660; Lit. 60, S. 653)

Literatur

Allgemein

1 *Arthur, G. H., D. E. Noakes, H. Pearson*: Veterinary reproduction and obstetrics. 6th Ed. Baillière Tindall, London 1989

2 *Baier, W., F. Schaetz*: Tierärztliche Geburtskunde. 5. Aufl. Enke, Stuttgart 1981

3 *Döcke, F.*: Veterinärmedizinische Endokrinologie. 2. Aufl. Gustav Fischer, Jena 1994

4 *Hartmann, H., H. Meyer*: Klinische Pathologie der Haustiere. Gustav Fischer, Jena 1994

5 *Kähn, W.*: Atlas und Lehrbuch der Ultraschalldiagnostik. Schlütersche Verlagsanstalt und Druckerei, Hannover 1991

6 *Küst, D., F. Schaetz*: Fortpflanzungsstörungen bei Haustieren. 6. Aufl. Enke, Stuttgart 1983

7 *Laing, J. A., W. J. Brinlfy Morgan, W. C. Wagner*: Fertility and infertility in veterinary practice. 4th Ed. Baillière Tindall, London 1988

8 *Löscher, W., F. R. Ungemach, R. Kroker*: Grundlagen der Pharmakotherapie bei Haus- und Nutztieren. 2. Aufl. Paul Parey, Berlin-Hamburg 1994

9 *Mayr, A., G. Eißner, B. Mayr-Bibrack*: Handbuch der Schutzimpfungen in der Tiermedizin. Paul Parey, Berlin-Hamburg 1984

10 *McDonald, L. E.*: Veterinary endocrinology and reproduction. 3rd Ed. Baillière Tindall, London 1980

11 *Morrow, D. A.*: Current therapy in theriogenology. 2nd Ed. W. B. Saunders Company, Philadelphia-London-Toronto 1986

12 *Nickel, R., A. Schummer, E. Seiferle*: Lehrbuch der Anatomie der Haustiere. Bd. 2. 6. Aufl. Paul Parey, Berlin-Hamburg 1987

13 *Niemann, H., B. Meinecke*: Embryotransfer und assoziierte Biotechniken bei landwirtschaftlichen Nutztieren. Enke, Stuttgart 1993

14 *Richter, J., R. Götze*: Tiergeburtshilfe. *E. Grunert, K. Arbeiter* (Hrsg.), 4. Aufl. Paul Parey, Berlin-Hamburg 1993

15 *Roberts, S. J.*: Veterinary obstetrics and genital diseases. 3rd Ed. Edwards Brothers Inc., Ann Arbor, Michigan 1986

16 *Rolle, M., A. Mayr*: Medizinische Mikrobiologie, Infektions- und Seuchenlehre. *A. Mayr* (Hrsg.), 6. Aufl. Enke, Stuttgart 1993

17 *Rüsse, I., F. Sinowatz*: Lehrbuch der Embryologie der Haustiere. Paul Parey, Berlin-Hamburg 1990

18 *Schnorr, B.*: Embryologie der Haustiere. 2. neubearb. Aufl. Enke, Stuttgart 1989

19 *Smidt, D., F. Ellendorff*: Fortpflanzungsbiologie landwirtschaftlicher Nutztiere. BLV Verlagsgesellschaft, München-Basel-Wien 1969

20 *Walser, K., H. Bostedt*: Neugeborenen- und Säuglingskunde der Tiere, Enke, Stuttgart 1990

21 *Wegner, W.*: Defekte und Dispositionen. 2. Aufl. M. & H. Schaper, Hannover 1986

22 *Wendt, K., H. Mielke, H.-W. Fuchs*: Euterkrankheiten. Gustav Fischer, Jena 1986

Rind

23 *Ahlers, D., E. Grunert*: Hubschrauberüberflüge und Geburtsstörungen beim Rind (Gutachten). Dtsch. tierärztl. Wochenschr. *90* (1983) 444-447

24 *Bramley, A. J., F. H. Dodd, T. K. Griffin*: Mastitis control and herd management. Technical Bulletin 4, National Institute for Research in Dairying, Reading, England 1981

25 *Campbell, S. G.*: Milk allergy, an autoallergic disease of cattle. Cornell Vet. *60* (1970) 684-721

26 *Grunert, E.*: Buiatrik, Band I. 4. Aufl. M. & H. Schaper, Hannover 1984

27 *Grunert, E., M. Berchtold*: Fertilitätsstörungen beim weiblichen Rind. Paul Parey, Berlin-Hamburg 1982

28　*Grunert, E., H.-A. Schoon, D. Bölting*: Atemnotsyndrom (Spätasphyxie) und Hypothyreose bei einem neugeborenen reifen Kalb. Tierärztl. Umsch. *47* (1992) 344-351

29　*Heidrich, H. J., W. Renk*: Krankheiten der Milchdrüse bei Haustieren. Paul Parey, Berlin-Hamburg 1963

30　*Rosenberger, G.*: Die klinische Untersuchung des Rindes. 3. Aufl. Paul Parey, Berlin-Hamburg 1990

31　*Rosenberger, G.*: Krankheiten des Rindes. 2. Aufl. Paul Parey, Berlin-Hamburg 1978

31a *Rüsch, P.*: Die gedeckten Zitzenverletzungen beim Rind. Univ. Zürich, Vet.-Med. Fak., Habil.-Schr. 1988

32　*Schneider, E., E. Stohler, H. K. Hauswirth, J. H. Penseyres, Th. Giger, J. Nicolet*: Euterbehandlung beim Rind mit öligen Präparaten und Infektionen mit atypischen Mykobakterien. Schweiz. Arch. Tierheilk. *120* (1978) 171-179

33　*Stocker, H., U. Bättig, M. Duss, M. Zähner, M. Flückiger, R. Eicher, P. Rüsch*: Die Abklärung von Zitzenstenosen mittels Ultraschall. Tierärztl. Praxis *17* (1989) 251-256

34　*Wendt, K.,H. Bostedt, H. Mielke, H.-W. Fuchs*: Euter- und Gesäugekrankheiten. Gustav Fischer, Jena 1994

35　*Witzig, P., J. Hugelshofer*: Abklärung von Zitzenstenosen beim Rind mit Hilfe des Doppelkontraströntgens. Schweiz. Arch. Tierheilk. *126* (1984) 155-163

Pferd

36　*Ginther, O. J.*: Reproductive biology of the mare. 2nd Ed. Equiservice 1992

37　*Mansmann, R. A., E. S. McAllister, P. W. Pratt*: Equine medicine and surgery. 3rd Ed., Vol. 2, American Veterinary Publications, Drawer KK, Santa Barbara, California 1982

38　*McKinnon, A. O., J. L. Voss*: Equine reproduction. Lea & Febiger, Philadelphia-London 1993

39 *Rossdale, P. D., S. W. Ricketts*: Equine stud farm medicine. 2nd Ed. rep. Baillière Tindall, London 1983

40 *Rowlands, I. W., W. R. Allen*: Equine reproduction II. J. Reprod. Fertil. Suppl. 27, Spottiswoode Ballantyne LTD, Colchester-London 1979

41 *Rowlands, I. W., W. R. Allen, P. D. Rossdale*: Equine reproduction. J. Reprod. Fertil. Suppl. 23, Blackwell Scientific Publications, Oxford-London-Edinburgh-Melbourne 1975

42 *Wintzer, H.-J.*: Krankheiten des Pferdes. Paul Parey, Berlin-Hamburg 1982

Schwein

43 *Leman, A. D., B. E. Straw, W. L. Mengeling, S. D'Allaire, D. J. Taylor*: Diseases of swine. 7th Ed. Ames, Iowa, Iowa State Univ. Press, USA 1992

44 *Neundorf, R., H. Seidel*: Schweinekrankheiten. 3. Aufl. Enke, Stuttgart 1987

45 *Plonait, H., K. Bickhardt*: Lehrbuch der Schweinekrankheiten. Paul Parey, Berlin-Hamburg 1988

46 *Schulze, W., K. Bickhardt, W. Bollwahn, G. v. Mickwitz, H. Plonait*: Klinik der Schweinekrankheiten. M. & H. Schaper, Hannover 1980

Schaf und Ziege

47 *Behrens, H.*: Lehrbuch der Schafkrankheiten. 3. Aufl. Paul Parey, Berlin-Hamburg 1987

48 *Dédie, K., H. Bostedt*: Schafkrankheiten, UTB 1985

49 *Gall, C.*: Ziegenzucht. Eugen Ulmer, Stuttgart 1982

Hund und Katze

50 *Archibald, J., E. J. Catcott*: Canine and feline surgery. 1st Ed. American Veterinary Publications Inc., Drawer KV, Santa Barbara, California 1984

51 *Boden, E.*: Canine practice. Baillière Tindall, London-Philadelphia-Toronto-Sydney-Tokyo 1991

52 *Bojrab, M. J.*: Disease mechanisms in small animal surgery. 2nd Ed. Lea & Febiger, Philadelphia-London 1993

53 *Burke, Th. J.*: Reproductive disorders. In: *Davis, L. E.* (Eds.): Handbook of small animal therapeutics. Churchill Livingstone, New York-Edinburgh-London-Melbourne (1985) 505-616

54 *Chandler, E. A., D. J. Thompson, J. B. Sutton, C. J. Price*: Canine medicine and therapeutics. 3rd Ed. Blackwell Scientific Publications, Oxford-London-Edinburgh-Boston-Melbourne-Paris-Berlin-Vienna 1991

55 *Chandler, E. A., C. J. Gaskell, A. D. R. Hilbery*: Feline medicine and therapeutics. Blackwell Scientific Publications, Oxford-London-Edinburgh-Boston-Palo Alto-Melbourne 1985

56 *Feldmann, E. C., R. N. Nelsen*: Canine and feline endocrinology and reproduction. W. B. Saunders Company, Toronto 1988

57 *Freudiger, U., E.-G. Grünbaum, E. Schimke*: Klinik der Hundekrankheiten. 2. Aufl. Gustav Fischer, Jena 1993

58 *Kraft, W., U. M. Dürr*: Katzenkrankheiten, Klinik und Therapie. 3. Aufl. M & H. Schaper, Hannover 1991

59 *Mayr, A.*: Erfahrungen mit dem Paramunitätsinducer PIND-AVI in der Tiermedizin. Prakt. Tierarzt *60* (1979) Coll. vet. 35-40

60 *Niemand, H. G., P. F. Suter*: Praktikum der Hundeklinik. 7. Aufl. Paul Parey, Berlin-Hamburg 1994

61 *Paradis, M., K. Post, R. J. Mapletoft*: Effects of prostaglandin $F_{2\alpha}$ on corpora lutea formation and function in mated bitches. Can. vet. J. *24* (1983) 239-242

62 *Pedersen, N. C.*: Feline husbandry. American Veterinary Publications Inc., Thornwood Drive, Goleta, California 93117, 1991

63 *Schmidt, V., M. Horzinek*: Krankheiten der Katze. Gustav Fischer, Jena 1993

64 *Sherding, R. G.*: Diseases and management. Vol. 2. Churchill Livingstone, New York-Edinburgh-London-Melbourne 1989

65 *Wills, J., A. Wolf*: Handbook of feline medicine. Pergamon Press, Oxford-New York-Seoul-Tokyo (1993) 213-222